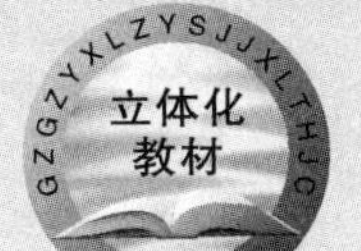

高职高专药学类专业实践教学立体化教材/多媒体融合教材

供药学、中药、药品经营与管理等专业使用

中药专业立体化实训教程

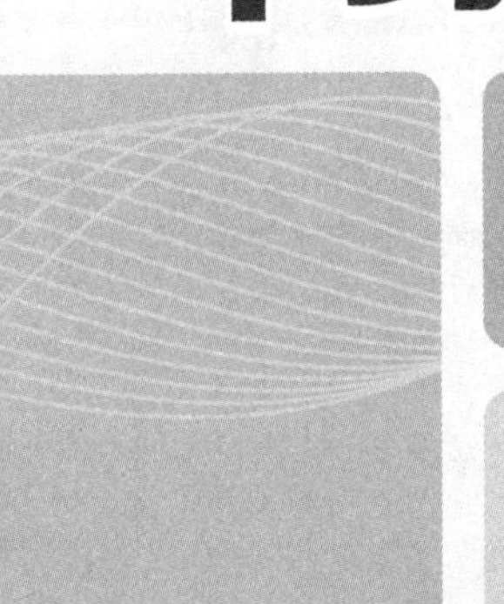

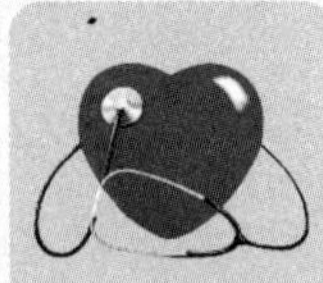
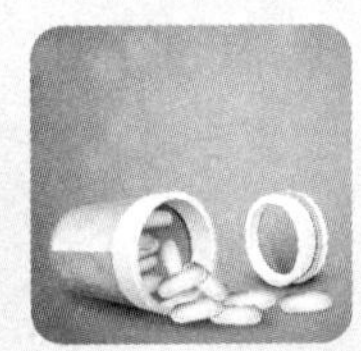

ZHONGYAOZHUANYE
LITIHUA SHIXUN
JIAOCHENG

主编◎陆艳琦
张晓霞

郑州大学出版社
郑州

图书在版编目(CIP)数据

中药专业立体化实训教程/陆艳琦,张晓霞主编．—郑州:郑州大学出版社,2019.2

ISBN 978-7-5645-5797-3

Ⅰ.①中…　Ⅱ.①陆…②张…　Ⅲ.①中药学-高等职业教育-教材　Ⅳ.①R28

中国版本图书馆 CIP 数据核字（2018）第 211211 号

郑州大学出版社出版发行
郑州市大学路 40 号　　邮政编码:450052
出版人:张功员　　发行部电话:0371-66966070
全国新华书店经销
郑州市诚丰印刷有限公司印制
开本:850 mm×1 168 mm　1/16
印张:9.25
字数:229 千字
版次:2019 年 2 月第 1 版　　印次:2019 年 2 月第 1 次印刷

书号:ISBN 978-7-5645-5797-3　　定价:29.00 元

作者名单

主　编　陆艳琦　张晓霞
副主编　宋瑞丽　王亚旭
编　委　(按姓氏笔画排序)
王亚旭(郑州铁路职业技术学院)
刘晋英(河南信心药业有限公司)
闫　欣(河南医学高等专科学校)
江宇虎(河南九州通医药有限公司)
宋瑞丽(郑州铁路职业技术学院)
张晓霞(郑州铁路职业技术学院)
陆艳琦(郑州铁路职业技术学院)
赵丽娜(郑州铁路职业技术学院)
贾丽娜(国药控股河南股份有限公司)
程喜乐(河南应用职业技术学院)
廖子凯(河南张仲景大药房股份有限公司)
魏　悦(河南省科学院生物技术开发中心)

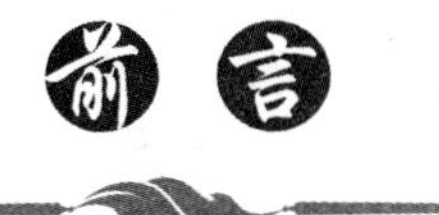

前言

本教程是依托河南省药学专业教学团队项目，依据高职高专中药专业人才培养目标及毕业生实际工作岗位的核心能力，结合全国职业院校技能大赛中药技能大赛的要求编写而成，内容涵盖了高职高专院校中药专业实训课程教学的核心技能要求，采用了立体化、项目化的编写方式，可作为医药高等职业院校中医药类专业学生中药技能实训教材，也可以作为中药饮片生产、经营企业及中药制药企业相关岗位的在职、岗前培训教材。

本教程突出“以学生为主体，教师为主导”的教学理念，紧紧围绕高职高专中药学专业的中药性状鉴别、中药显微鉴别、中药调剂技能和中药炮制技能四大核心技能的培养，理论与实践紧密结合，力求反映中药实训发展的现况和趋势。教程采用立体化、项目化编写模式，重点突出了科学性、可视性、互动性和实用性，充分利用主教材、教学微课、实物照片、教学课件等资源，以纸质、电子介质和互联网等多种形式展现，整合所有教学资源，最大限度满足实践教学需要。每个项目学完之后，还设置了相应的实训任务，不仅丰富了图书的内容，还能提高学生的积极性，帮助学生提高实训操作能力。

本教程内容共四部分，16 个项目。第一部分为中药性状鉴别，包括根及根茎类中药、皮类及茎木类中药、花类及叶类中药、果实类及种子类中药、全草类中药、其他植物类中药、动物类中药、矿物类中药 8 个项目。第二部分为中药显微鉴别，1 个项目，涉及大黄、黄连（味连）、甘草、人参、当归等 30 味常用中药的显微鉴别。第三部分为中药调剂技能，包括审查处方、中药调剂设施与工具的使用、中药饮片处方调剂 3 个项目。第四部分为中药炮制技能，包括炮制实训准备、清炒技术、固体辅料炒制技术、液体辅料炒制技术 4 个项目，涉及王不留行、麦芽、薏苡仁、鳖甲、白芍等 32 味常用中药材的炮制技能。

本教程在编写过程中进行了一定力度的改革与创新，在探索过程中难免有不足之处。需要说明的是，在本教程中涉及的羚羊角和穿山甲等中药材来源于国家保护动物，实际处方中会用其他中药材替代。同时由于编者理论水平和实践经验有限，错误或遗漏之处在所难免，敬请各位读者给予批评指正，以便进一步修订完善。

编　者

2018 年 9 月

目录

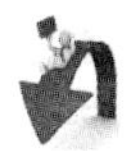

第一部分 中药性状鉴别

一、实训目的

掌握常用中药材性状鉴别特征及《中华人民共和国药典》规定的前3个功效。

二、考核要求

1. 识药知名。
2. 各药的《中华人民共和国药典》规定功效。

项目一　根及根茎类中药(109种)

根及根茎类中药共109种,分别为细辛、白薇、白前、徐长卿、牛膝、川牛膝、续断、川乌、附子、草乌、人参、红参、西洋参、黄连、胡黄连、地黄、熟地黄、玄参、黄精、何首乌、太子参、麦冬、天冬、防己、天花粉、山药、葛根、甘草、黄芪、苦参、巴戟天、远志、桔梗、党参、南沙参、北沙参、漏芦、白头翁、升麻、龙胆、紫菀、银柴胡、秦艽、芦根、白茅根、白芍、赤芍、高良姜、干姜、石菖蒲、射干、半夏、天南星、川贝母、浙贝母、白术、苍术、狗脊、绵马贯众、山慈菇、白及、薤白、延胡索、板蓝根、三七、白芷、当归、川芎、防风、柴胡、丹参、黄芩、玉竹、知母、木香、泽泻、百部、郁金、天麻、虎杖、北豆根、山豆根、三棱、仙茅、莪术、姜黄、拳参、白蔹、独活、羌活、藁本、香附、粉萆薢、千年健、茜草、重楼、土茯苓、骨碎补、白附子、乌药、商陆、金果榄、红景天、百合、甘遂、地榆、麻黄根、金荞麦、大黄。

任务一　相似药材组

根及根茎类中药
相似药材图片

(一)细辛、白薇、白前、徐长卿

细　辛

【功　效】 解表散寒,祛风止痛,通窍,温肺化饮。

【性　状】

1. 北细辛　常卷曲成团。根茎横生呈不规则圆柱状,具短分枝,长1~10 cm,直径0.2~0.4 cm;表面灰棕色,粗糙,有环形的节,节间长0.2~0.3 cm,分枝顶端有碗

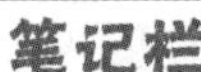
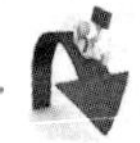

状的茎痕。根细长，密生节上，长 10 ~ 20 cm，直径 0.1 cm；表面灰黄色，平滑或具纵皱纹；有须根和须根痕；质脆，易折断，断面平坦，黄白色或白色。气辛香，味辛辣、麻舌。

2. 汉城细辛　根茎直径 0.1 ~ 0.5 cm，节间长 0.1 ~ 1 cm。

3. 华细辛　根茎长 5 ~ 20 cm，直径 0.1 ~ 0.2 cm，节间长 0.2 ~ 1 cm。气味较弱。

白　薇

【功　效】 清热凉血，利尿通淋，解毒疗疮。

【性　状】 根茎粗短，有结节，多弯曲。上面有圆形的茎痕，下面及两侧簇生多数细长的根，状如马尾，根长 10 ~ 25 cm，直径 0.1 ~ 0.2 cm。表面棕黄色，平滑或具细皱纹。质脆，易折断，断面皮部黄白色，木部黄色。气微，味微苦。

白　前

【功　效】 降气，消痰，止咳。

【性　状】

1. 柳叶白前　根茎呈细长圆柱形，有分枝，稍弯曲，长 4 ~ 15 cm，直径 1.5 ~ 4 mm。表面黄白色或黄棕色，节明显，节间长 1.5 ~ 4.5 cm，顶端有残茎。质脆，断面中空。节处簇生纤细弯曲的根，长可达 10 cm，直径不及 1 mm，有多次分枝呈毛须状，常盘曲成团。气微，味微甜。

2. 芫花叶白前　根茎较短小或略呈块状。表面灰绿色或灰黄色，节间长 1 ~ 2 cm。质较硬。根稍弯曲，直径约 1 mm，分枝少。

徐长卿

【功　效】 祛风，化湿，止痛，止痒。

【性　状】 表面淡黄白色至淡棕黄色或棕色，具微细的纵皱纹，并有纤细的须根。质脆，易折断，断面粉性，皮部类白色或黄白色，形成层环淡棕色，木部细小。气香，味微辛凉。

（二）牛膝、川牛膝、续断

牛　膝

【功　效】 逐瘀通经，补肝肾，强筋骨，利尿通淋，引血下行。

【性　状】 呈细长圆柱形，挺直或稍弯曲，长 15 ~ 70 cm，直径 0.4 ~ 1 cm。表面灰黄色或淡棕色，有微扭曲的细纵皱纹、排列稀疏的侧根痕和横长皮孔样的突起。质硬脆，易折断，受潮后变软，断面平坦，淡棕色，略呈角质样而油润，中心维管束木质部较大，黄白色，其外周散有多数黄白色点状维管束，断续排列成 2 ~ 4 轮。气微，味微甜而稍苦涩。

笔记栏

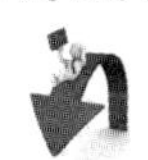

川牛膝

【功　效】 逐瘀通经，通利关节，利尿通淋。

【性　状】 呈近圆柱形，微扭曲，向下略细或有少数分枝，长 30 ~ 60 cm，直径 0.5 ~ 3 cm。表面黄棕色或灰褐色，具纵皱纹、支根痕和多数横长的皮孔样突起。质韧，不易折断，断面浅黄色或棕黄色，维管束点状，排列成数轮同心环。气微，味甜。

续　断

【功　效】 补肝肾，强筋骨，续折伤，止崩漏。

【性　状】 呈长圆柱形，略扁。表面灰褐色或黄褐色，有稍扭曲或明显扭曲的纵皱及沟纹，可见横列的皮孔样斑痕及少数须根痕。质软，久置干燥后变硬。易折断，断面不平坦，皮部墨绿色或棕色，横切面外缘褐色或淡褐色，木部黄褐色，导管束呈放射状排列。气微香，味苦、微甜而后涩。

(三) 川乌、附子、草乌

川　乌

【功　效】 祛风除湿，温经止痛。

【性　状】 呈不规则的圆锥形，稍弯曲，顶端常有残茎，中部多向一侧膨大，长 2 ~ 7.5 cm，直径 1.2 ~ 2.5 cm。表面棕褐色或灰棕色，皱缩，有小瘤状侧根及子根脱离后的痕迹。质坚实，断面类白色或浅灰黄色，形成层环纹呈多角形。气微，味辛辣、麻舌。

附　子

【功　效】 回阳救逆，补火助阳，散寒止痛。

【性　状】

1. 盐附子　呈圆锥形，长 4 ~ 7 cm，直径 3 ~ 5 cm。表面灰黑色，被盐霜，顶端有凹陷的芽痕，周围有瘤状突起的支根或支根痕。体重，横切面灰褐色，可见充满盐霜的小空隙和多角形形成层环纹，环纹内侧导管束排列不整齐。气微，味咸而麻，刺舌。

2. 黑顺片　为纵切片，上宽下窄，长 1.7 ~ 5 cm，宽 0.9 ~ 3 cm，厚 0.2 ~ 0.5 cm。外皮黑褐色，切面暗黄色，油润具光泽，半透明状，并有纵向导管束。质硬而脆，断面角质样。气微，味淡。

3. 白附片　无外皮，黄白色，半透明，厚约 0.3 cm。

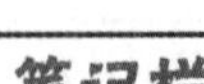

草　乌

【功　效】 祛风除湿，温经止痛。

【性　状】 呈不规则长圆锥形，略弯曲，长2～7 cm，直径0.6～0.8 cm。顶端常有残茎和少数不定根残基，有的顶端一侧有一枯萎的芽，一侧有一圆形或扁圆形不定根残基。表面灰褐色或黑棕褐色，皱缩，有纵皱纹、点状须根痕和数个瘤状侧根。质硬，断面灰白色或暗灰色，有裂隙，形成层环纹多角形或类圆形，髓部较大或中空。气微，味辛辣、麻舌。

（四）人参、红参、西洋参

人　参

【功　效】 大补元气，复脉固脱，补脾益肺，生津养血，安神益智。

【性　状】

1. 园参　主根呈纺锤形或圆柱形，长3～15 cm，直径1～2 cm。表面灰黄色，上部或全体有疏浅断续的粗横纹及明显的纵皱，下部有2～3条支根，并着生多数细长的须根，须根上常有不明显的细小疣状突出。根茎（芦头）长1～4 cm，直径0.3～1.5 cm，多拘挛而弯曲，具不定根（艼）和稀疏的凹窝状茎痕（芦碗）。质较硬，断面淡黄白色，显粉性，形成层环纹棕黄色，皮部有黄棕色的点状树脂道及放射状裂隙。香气特异，味微苦、甘。

2. 林下山参　主根多与根茎近等长或较短，呈圆柱形、菱角形或人字形，长1～6 cm。表面灰黄色，具纵皱纹，上部或中下部有环纹。支根多为2～3条，须根少而细长，清晰不乱，有较明显的疣状突起。根茎细长，少数粗短，中上部具稀疏或密集而深陷的茎痕。不定根较细，多下垂。

红　参

【功　效】 大补元气，复脉固脱，益气摄血。

【性　状】 主根呈纺锤形、圆柱形或扁方柱形，长3～10 cm，直径1～2 cm。表面半透明，红棕色，偶有不透明的暗黄褐色斑块，具纵沟、皱纹及细根痕；上部有时具断续的不明显环纹；下部有2～3条扭曲交叉的支根，并带弯曲的须根或仅具须根残迹。根茎（芦头）长1～2 cm，上有数个凹窝状茎痕（芦碗），有的带有1～2条完整或折断的不定根（艼）。质硬而脆，断面平坦，角质样。气微香而特异，味甘、微苦。

西洋参

【功　效】 补气养阴，清热生津。

【性　状】 主根呈纺锤形、圆柱形或圆锥形，长3～12 cm，直径0.8～2 cm。表面

笔记栏

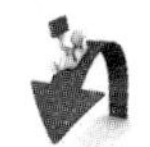

浅黄褐色或黄白色，可见横向环纹和线形皮孔状突起，并有细密浅纵皱纹和须根痕。主根中下部有一至数条侧根，多已折断。有的上端有根茎（芦头），环节明显，茎痕（芦碗）圆形或半圆形，具不定根（艼）或已折断。体重，质坚实，不易折断，断面平坦，浅黄白色，略显粉性，皮部可见黄棕色点状树脂道，形成层环纹棕黄色，木部略呈放射状纹理。气微而特异，味微苦、甘。

（五）黄连、胡黄连

黄　连

【功　效】　清热燥湿，泻火解毒。

【性　状】

1. 味连　多分枝，集聚成簇，形如鸡爪，习称“鸡爪黄连”。表面黄褐色，粗糙，节密生，部分节间平滑，习称“过桥”。上部具有棕色鳞叶残基，表面有须根及须根痕。质地坚硬，断面不整齐，皮部橙红色或暗棕色，木部金黄色，髓部红棕色或成空洞。味极苦。

2. 雅连　多单枝，较粗长，微弯曲，“过桥”较长。

3. 云连　单枝，细小，呈钩状，有“过桥”，断面较平坦。

胡黄连

【功　效】　退虚热，除疳热，清湿热。

【性　状】　呈圆柱形，略弯曲，直径 3～10 mm。偶有分枝。表面灰棕色至暗棕色，粗糙，有较密的环状节。具稍隆起的芽痕或根痕，上端密被暗棕色鳞片状的叶柄残基。体轻，质硬而脆，易折断，断面略平坦，淡棕色至暗棕色。木部有 4～10 个类白色点状维管束排列成环。气微，味极苦。

（六）地黄、熟地黄、玄参、黄精、何首乌

地　黄

【功　效】　鲜品清热生津，凉血，止血；生品清热凉血，养阴生津。

【性　状】

1. 鲜地黄　呈纺锤形或条状，长 8～24 cm，直径 2～9 cm。外皮薄，表面浅红黄色，具弯曲的纵皱纹、芽痕、横长皮孔样突起及不规则疤痕。肉质，易断，断面皮部淡黄白色，可见橘红色油点，木部黄白色，导管呈放射状排列。气微，味微甜、微苦。

2. 生地黄　多呈不规则的团块状或长圆形，中间膨大，两端稍细，有的细小，长条状，稍扁而扭曲，长 6～12 cm，直径 2～6 cm。表面棕黑色或棕灰色，极皱缩，具不规则的横曲纹。体重，质较软而韧，不易折断，断面棕黑色或乌黑色，有光泽，具黏性。气微，味微甜。

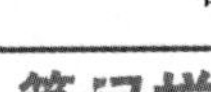

熟地黄

【功　效】 补血滋阴，益精填髓。

【性　状】 断面灰黑色、棕黑色或乌黑色，有光泽，具黏性。无臭，味微甜。

玄　参

【功　效】 清热凉血，滋阴降火，解毒散结。

【性　状】 呈圆柱形，中部略粗或上粗下细，有的微弯似羊角状，长 6 ~ 20 cm，直径 1 ~ 3 cm，表面灰黄色或棕褐色，有明显的纵沟和横向皮孔。质坚硬，不易折断，断面略平坦，乌黑色，微有光泽。具焦糖气，味甘、微苦。以水浸泡，水呈墨黑色。

黄　精

【功　效】 补气养阴，健脾，润肺益肾。

【性　状】

1. 大黄精　呈肥厚肉质的结节块状，结节长可达 10 cm 以上，宽 3 ~ 6 cm，厚 2 ~ 3 cm。表面淡黄色至黄棕色，具环节，有皱纹及须根痕，结节上侧茎痕呈圆盘状，圆周凹入，中部突出。质硬而韧，不易折断，断面角质，淡黄色至黄棕色。气微，味甜，嚼之有黏性。

2. 鸡头黄精　呈结节状弯柱形，长 3 ~ 10 cm，直径 0.5 ~ 1.5 cm。结节长 2 ~ 4 cm，略呈圆锥形，常有分枝。表面黄白色或灰黄色，半透明，有纵皱纹，茎痕圆形，直径 5 ~ 8 mm。

3. 姜形黄精　呈长条结节块状，长短不等，常数个块状结节相连。表面灰黄色或黄褐色，粗糙，结节上侧有突出的圆盘状茎痕，直径 0.8 ~ 1.5 cm。

味苦者不可药用。

何首乌

【功　效】 生品解毒消痈，截疟，润肠通便。制品补肝肾，益精血，乌须发，强筋骨，化浊降脂。

【性　状】

1. 生首乌　块根呈团块状或不规则纺锤形。表面红褐色或红棕色，凹凸不平。质坚实而重，横断面淡红棕色或白粉色，粉性。皮部常有 4 ~ 11 个类圆形异型维管束环列，形成云锦状花纹——云锦纹。有木心，中央为一较大的正常的维管柱。气微，味微苦而甘涩。

2. 制首乌　呈不规则皱缩状的块片，厚约 1 cm。表面黑褐色或棕褐色，凹凸不平。质坚硬，断面角质样，棕褐色或黑色。气微，味微甘而苦涩。

笔记栏

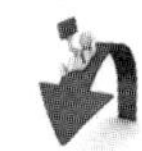

(七)太子参、麦冬、天冬

太子参

【功 效】 益气健脾,生津润肺。

【性 状】 呈细长纺锤形或细长条形,稍弯曲,长3~10 cm,直径0.2~0.6 cm。表面灰黄色或黄棕色,较光滑,微有纵皱纹,凹陷处有须根痕。顶端有茎痕。质硬而脆,断面平坦,淡黄白色,角质样;或类白色,有粉性。气微,味微甘。

麦 冬

【功 效】 养阴生津,清肺生津,润肺清心。

【性 状】 呈纺锤形,两端略尖,长1.5~3 cm,中部直径3~6 mm。表面黄白色或淡黄色,具细纵纹。质柔韧,断面黄白色,半透明,中央有细小木心。气微,味甘、微苦,嚼之发黏。

天 冬

【功 效】 养阴润燥,清肺生津。

【性 状】 呈长纺锤形,略弯曲,长5~18 cm,直径0.5~2 cm。表面黄白色至淡黄棕色,半透明,光滑或具深浅不等的纵皱纹,偶有残存的灰棕色外皮,对光透视,可见中央有1条不透明的细木心。质硬或柔润,有黏性,断面角质样,中柱黄白色。气微,味甜、微苦。

(八)防己、天花粉

防 己

【功 效】 祛风止痛,利水消肿。

【性 状】 呈不规则圆柱形、半圆柱形或块状,多弯曲,长5~10 cm,直径1~5 cm。表面淡灰黄色,在弯曲处常有深陷横沟而成结节状的瘤块样。体重,质坚实,断面平坦,灰白色,富粉性,有排列较稀疏的放射状纹理。气微,味苦。

天花粉

【功 效】 清热泻火,生津止渴,消肿排脓。

【性 状】 呈不规则圆柱形、纺锤形或瓣块状,长8~16 cm,直径1.5~5.5 cm。表面黄白色或淡棕黄色,有纵皱纹、细根痕及略凹陷的横长皮孔,有的有黄棕色外皮残留。质坚实,断面白色或淡黄色,富粉性,横切面可见黄色木质部,略呈放射状排列,纵

笔记栏

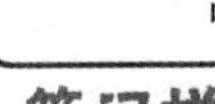

切面可见黄色条纹状木质部。无臭，味微苦。

（九）山药、葛根

山　药

【功　效】 补脾养胃，生津益肺，补肾涩精。

【性　状】

1. 毛山药　略呈圆柱形，弯曲而稍扁，长 15～30 cm，直径 1.5～6 cm。表面黄白色或淡黄色，有纵沟、纵皱纹及须根痕，偶有浅棕色外皮残留。体重，质坚实，不易折断，断面白色，粉性。气微，味淡、微酸，嚼之发黏。

2. 山药片　为不规则的厚片，皱缩不平，切面白色或黄白色，质坚脆，粉性。气微，味淡、微酸。

3. 光山药　呈圆柱形，两端平齐，长 9～18 cm，直径 1.5～3 cm。表面光滑，白色或黄白色。

葛　根

【功　效】 解肌退热，生津止渴，透疹，升阳止泻，通筋活络，解酒毒。

【性　状】 呈纵切的长方形厚片或小方块，长 5～35 cm，厚 0.5～1 cm。外皮淡棕色，有纵皱纹，粗糙。切面黄白色，有的纹理明显。质韧，纤维性强。气微，味微甜。

（十）甘草、黄芪、苦参

甘　草

【功　效】 清热解毒，补脾益气，祛痰止咳，缓急止痛，调和诸药。

【性　状】

1. 甘草　根呈圆柱形，长 25～100 cm，直径 0.6～3.5 cm。外皮松紧不一。表面红棕色或灰棕色，具有明显的纵皱纹、沟纹、皮孔及稀疏的细根痕。质坚实，断面略显纤维性，黄白色，有粉性和裂隙，具明显的形成层环及放射状纹理，习称“菊花心”。根茎表面有芽痕，断面中央有髓。气微，味甜而特殊。

2. 胀果甘草　根及根茎木质粗壮，有的有分枝。外皮粗糙，多灰棕色或灰褐色。质坚硬，木质纤维多，粉性小。根茎不定芽多而粗大。

3. 光果甘草　根及根茎质地较坚实，有的有分枝。外皮不粗糙，多灰棕色，皮孔细而不明显。

黄　芪

【功　效】 补气升阳，固表止汗，利水消肿，敛疮生肌，生津养血，行滞通痹，托毒

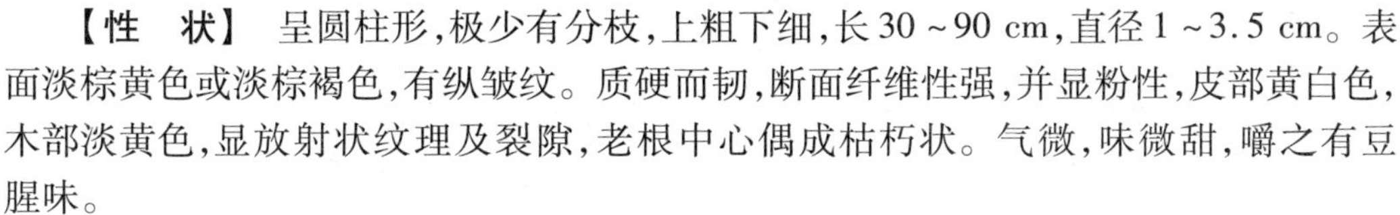

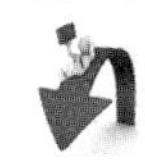

排脓。

【性　状】 呈圆柱形,极少有分枝,上粗下细,长30～90 cm,直径1～3.5 cm。表面淡棕黄色或淡棕褐色,有纵皱纹。质硬而韧,断面纤维性强,并显粉性,皮部黄白色,木部淡黄色,显放射状纹理及裂隙,老根中心偶成枯朽状。气微,味微甜,嚼之有豆腥味。

苦　参

【功　效】 清热燥湿,杀虫,利尿。

【性　状】 呈长圆柱形,下部常有分枝,长10～30 cm,直径1～6.5 cm。表面灰棕色或棕黄色,具纵皱纹和横长皮孔样突起,外皮薄,多破裂反卷,易剥落,剥落处显黄色,光滑。质硬,不易折断,断面纤维性。切片厚3～6 mm;切面黄白色,具放射状纹理和裂隙,有的具异型维管束,呈同心性环列或不规则散在。气微,味极苦。

(十一)巴戟天、远志

巴戟天

【功　效】 补肾阳,强筋骨,祛风湿。

【性　状】 为扁圆柱形,略弯曲,长短不等,直径0.5～2 cm。表面灰黄色或暗灰色,具纵纹和横裂纹,有的皮部横向断离露出木部;质韧,断面皮部厚,紫色或淡紫色,易与木部剥离;木部坚硬,黄棕色或黄白色,直径1～5 mm。气微,味甘而微涩。

远　志

【功　效】 安神益智,交通心肾,祛痰,消肿。

【性　状】 呈圆柱形,略弯曲,长3～15 cm。直径0.3～0.8 cm。表面灰黄色至灰棕色,有较密并深陷的横皱纹、纵皱纹及裂纹,老根的横皱纹较密更深陷,略呈结节状。质硬而脆,易折断,断面皮部棕黄色,木部黄白色,皮部易与木部剥离。去净木心者断面双卷状。气微,味苦、微辛,嚼之有刺喉感。

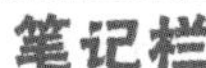

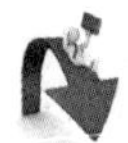

（十二）桔梗、党参

桔　梗

【功　效】　宣肺，利咽，祛痰，排脓。

【性　状】

1. 个子药　呈圆柱形或略呈纺锤形，下部渐细。表面淡黄白色至黄色，不去外皮者表面黄棕色至灰棕色，具纵扭皱沟，并有横长的皮孔样斑痕及支根痕。有的顶端有较短的根茎或不明显，其上有数个半月形茎痕（也可称芦碗）。质硬脆，易折断。断面不平坦，横切面可见放射状裂隙，皮部黄白色，形成层环棕色，木部淡黄白色（俗称“金井玉栏”）。气微，味微甜后稍苦。

2. 饮片　为类圆形、斜椭圆形、不规则薄厚片。除去外皮者，表面白色或淡黄白色；不去外皮者，外表面黄棕色至灰棕色，具纵扭皱沟。切面皮部黄白色，较窄，有的有裂隙，木部宽，淡黄白色，形成层环纹明显，棕色。质脆，无臭，味微甜后苦。

党　参

【功　效】　健脾益肺，养血生津。

【性　状】

1. 个子药

（1）党参（潞党参）　呈长圆柱形、纺锤状圆柱形或长圆锥形，少分枝或中部以下分枝，长 10～35 cm，直径 0.4～2 cm。表面黄棕色至灰棕色，根头有多数突起的茎痕及芽痕，每个茎痕的顶端呈凹下的圆点状，集成球状，习称“狮子盘头”；其根头下致密的环状横纹，向下渐稀疏，有的达全长的一半，栽培品环状横纹少或无，根头也较小；全体有纵皱纹及散在的横长皮孔样突起（眉状疤痕），支根断落处常有黑褐色胶状物。质稍硬或略带韧性或柔润，断面稍平坦，有裂隙或放射状纹理皮部较厚，淡黄白色至淡棕色，木部淡黄色。有特殊香气，味微甜。嚼之无渣。

（2）素花党参（西党参）　表面黄白色至灰黄棕色，根头下致密的环状横纹常达全长的一半以上。断面裂隙较多，皮部灰白色至淡棕色。嚼之有渣。

（3）川党参　表面灰黄色至黄棕色，有明显不规则的纵沟。顶端有稀疏横纹，大条者亦有“狮子盘头”，但茎痕较少；小者根头部较小，称“泥鳅头”。质较软而结实，断面裂隙较少，皮部黄白色。

2. 饮片

（1）党参　为椭圆形或类圆形的厚片或段。周边淡黄白色至黄棕色，有纵皱纹，可见根头块。表面黄棕色或灰棕色，有裂隙或菊花纹，中央有淡黄色圆心。质稍硬或略带韧性，有特殊香气，味微甜。

（2）米炒党参　形如党参片，表面深黄色，偶有焦斑。有焦香气，味微甜。

（3）蜜炙党参　形如党参片，表面呈金黄色或黄褐色，显光泽，味甜。

笔记栏

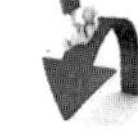

(十三)南沙参、北沙参、漏芦、白头翁、升麻

南沙参

【功　效】 养阴清肺,益胃生津,化痰,益气。

【性　状】

1. 个子药　呈圆锥形或圆柱形。表面黄白色或淡棕黄色,凹陷处常有残留粗皮,上部多有深陷横纹,呈断续的环状,下部有纵纹及纵沟。顶端具1个或2个根茎。体轻,质松泡,易折断。断面不平坦,黄白色,多裂隙。气微,味微甘。

2. 饮片　为圆形或类圆形厚片。外表皮黄白色或淡棕黄色,具纵皱沟纹。切面黄白色,质松泡,有多数不规则裂隙,呈花纹状,中央偶有孔洞。体轻,气微,味微甘。

北沙参

【功　效】 养阴清肺,益胃生津。

【性　状】 呈细长圆柱形,偶有分枝,长15~45 cm,直径0.4~1.2 cm。表面淡黄白色,略粗糙,偶有残存外皮,不去外皮的表面黄棕色。全体有细纵皱纹和纵沟,并有棕黄色点状细根痕;顶端常留有黄棕色根茎残基;上端稍细,中部略粗,下部渐细。质脆,易折断,断面皮部浅黄白色,木部黄色。气特异,味微甘。

漏　芦

【功　效】 清热解毒,消痈,下乳,舒筋通脉。

【性　状】 呈圆锥形或扁平块状,有的稍扭曲或扁压,通常不分枝,完整者长10~30 cm,中部直径1~2.5 cm。表面暗棕色、灰褐色或黑褐色,粗糙,多具不规则的纵形沟纹及交叉的网状裂隙,外层常有剥裂。根头部膨大或反而缩细,有少数茎基及鳞片状的叶基,顶端常见灰白色丝状茸毛。体轻,质脆,易折断,断面不整齐,有灰黄色菊花纹及裂隙,折断时皮部常与木部脱离,皮部色泽较深,木部灰黄相间,呈放射状,木射线处多破裂,木部中央因朽蚀而呈星状裂隙,显深棕色。气特异,味微苦。

白头翁

【功　效】 清热解毒,凉血止痢。

【性　状】 呈类圆柱形或圆锥形,稍扭曲,长6~20 cm,直径0.5~2 cm。表面黄棕色或棕褐色,具不规则纵皱纹或纵沟,皮部易脱落,露出黄色的木部,有的有网状裂纹或裂隙,近根头处常有朽状凹洞。根头部稍膨大,有白色茸毛,有的可见鞘状叶柄残基。质硬而脆,断面皮部黄白色或淡黄棕色,木部淡黄色。气微,味微苦涩。

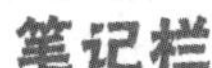
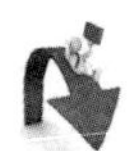

升　麻

【功　效】　清热解毒，发表透疹，升举阳气。

【性　状】　为不规则的长形块状，多分枝，呈结节状，长 10 ~ 20 cm，直径 2 ~ 4 cm。表面黑褐色或棕褐色，粗糙不平，有坚硬的细须根残留，上面有数个圆形空洞的茎基痕，洞内壁显网状沟纹；下面凹凸不平，具须根痕。体轻，质坚硬，不易折断，断面不平坦，有裂隙，纤维性，黄绿色或淡黄白色。气微，味微苦而涩。

（十四）龙胆、紫菀、银柴胡、秦艽

龙　胆

【功　效】　清热燥湿，泻肝胆火。

【性　状】

1. 个子药

（1）龙胆（关龙胆）　根茎呈不规则块状，表面暗灰棕色或深棕色，上端有茎痕或残留茎基，周围和下端着生多数细长的根。根圆柱形，表面淡黄色或黄棕色，上部多有显著的横皱纹，有纵皱纹及支根痕。质脆，易折断，断面略平坦，皮部黄白色或淡黄棕色，木部色较浅，有多个木质部束环列，有髓。气微，味甚苦。

（2）坚龙胆　外表面无横皱纹，外皮膜质，易脱落；木部黄白色，易与皮部分离，无髓。

2. 饮片

（1）龙胆　呈不规则形的段。根茎呈不规则块片，外表面暗灰棕色或深棕色。根圆柱形，表面淡黄色至黄棕色，有的有横皱纹，具纵皱纹。切面皮部黄白色至棕黄色，木部色较浅。气微，味甚苦。

（2）坚龙胆　呈不规则形的段。根外表面无横皱纹，膜质外皮已脱落，表面黄棕色至深棕色。切面皮部黄棕色，木部（中间小木心）色较浅。

紫　菀

【功　效】　润肺下气，消痰止咳。

【性　状】　根茎呈不规则块状，顶端有茎、叶的残基，质稍硬。细根多数，簇生于根茎上，长 3 ~ 15 cm，直径 0.1 ~ 0.3 cm，多编成辫状。表面紫红色或灰红色，有纵皱纹。质较柔韧。断面灰白色或灰棕色，边缘紫红色，中央有一细小点状淡黄色木心。气微香，味甜、微苦。

银柴胡

【功　效】　清虚热，除疳热。

笔记栏

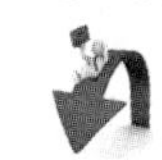

【性　状】

1. 野生品　呈类圆柱形，偶有分枝，长 15～40 cm，直径 0.5～2.5 cm。表面浅棕黄色至浅棕色，有扭曲的纵皱纹和支根痕，多具孔穴状或盘状凹陷，习称“砂眼”，从“砂眼”处折断可见棕色裂隙中有细砂散出。根头部略膨大，有密集的呈疣状突起的芽苞、茎或根茎的残基，习称“珍珠盘”。质硬而脆，易折断，断面不平坦，较疏松，有裂隙，皮部甚薄，木部有黄、白色相间的放射状纹理。气微，味甘。

2. 栽培品　有分枝，下部多扭曲，直径 0.6～1.2 cm。表面浅棕黄色或浅黄棕色，纵皱纹细腻明显，细支根痕多呈点状凹陷。几无“砂眼”。根头部有多数疣状突起。折断面质地较紧密，几无裂隙，略显粉性，木部放射状纹理不甚明显。味微甜。

秦　艽

【功　效】 祛风湿，清湿热，止痹痛，退虚热。

【性　状】

1. 秦艽　呈类圆柱形，上粗下细，扭曲不直，长 10～30 cm，直径 1～3 cm。表面黄棕色或灰黄色，有纵向或扭曲的纵皱纹，顶端有残存茎基及纤维状叶鞘。质硬而脆，易折断，断面略显油性，皮部黄色或棕黄色，木部黄色。气特异，味苦、微涩。

2. 麻花艽　呈类圆锥形，多由数个小根纠聚而膨大，直径可达 7 cm。表面棕褐色，粗糙，有裂隙呈网状孔纹。质松脆，易折断，断面多呈枯朽状。

3. 小秦艽　呈类圆锥形或类圆柱形，长 8～15 cm，直径 0.2～1 cm。表面棕黄色。主根通常 1 个，残存的茎基有纤维状叶鞘，下部多分枝。断面黄白色。

（十五）芦根、白茅根

芦　根

【功　效】 清热泻火，生津止渴，除烦，止呕，利尿。

【性　状】

1. 鲜芦根　呈长圆柱形，有的略扁，长短不一，直径 1～2 cm。表面黄白色，有光泽，外皮疏松可剥离，节呈环状，有残根和芽痕。体轻，质韧，不易折断。切断面黄白色，中空，壁厚 1～2 mm，有小孔排列成环。气微，味甘。

2. 芦根　呈扁圆柱形。节处较硬，节间有纵皱纹。

白茅根

【功　效】 凉血止血，清热利尿。

【性　状】 呈长圆柱形。表面黄白色或淡黄色，微有光泽，具纵皱纹，节明显，稍突起，节间长短不等。体轻，质略脆。断面皮部白色，多有裂隙，放射状排列，中柱淡黄色，易与皮部剥离。气微，味微甜。

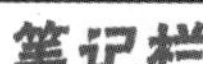
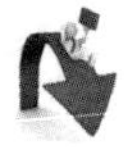

（十六）白芍、赤芍

白 芍

【功 效】 养血调经，敛阴止汗，柔肝止痛，平抑肝阳。

【性 状】

1. 个子药 呈圆柱形，平直或稍弯曲，两端平截，长5～18 cm，直径1～2.5 cm。表面类白色或淡红棕色，光滑，隐约可见横长皮孔及纵皱纹，有细根痕或残留棕褐色的外皮。质坚实，不易折断，断面平坦，类白色或微带棕红色，角质样，形成层环明显，木质有放射状纹理。气微，味微苦、酸。

2. 饮片

（1）白芍 近圆形或椭圆形薄片。质坚脆。切面气味同药材。

（2）炒白芍 形如饮片白芍，表面、切面显微黄色，偶见焦斑。

（3）酒白芍 微有酒气，其余的同炒白芍。

赤 芍

【功 效】 清热凉血，散瘀止痛。

【性 状】 呈圆柱形，稍弯曲，长5～40 cm，直径0.5～3 cm。表面棕褐色，粗糙，有纵沟及皱纹，并有须根痕及横长的皮孔样突起，有的外皮易脱落。质硬而脆，易折断，断面粉白色或粉红色，皮部窄，木部放射状纹理明显，有的有裂隙。气微香，味微苦、酸涩。

（十七）高良姜、干姜、石菖蒲、射干

高良姜

【功 效】 温胃止呕，散寒止痛。

【性 状】 呈圆柱形，多弯曲，有分枝，长5～9 cm，直径1～1.5 cm。表面棕红色至暗褐色，有细密的纵皱纹及灰棕色的波状环节，节间长0.2～1 cm，一面有圆形的根痕。质坚实，不易折断，断面灰棕色或红棕色，纤维性，中柱约占1/3。气香，味辛辣。

干 姜

【功 效】 温中散寒，回阳通脉，温肺化饮。

【性 状】

1. 干姜 呈扁平块状，具指状分枝，长3～7 cm，厚1～2 cm。表面灰黄色或浅灰棕色，粗糙，具纵皱纹及明显的环节。分枝处常有鳞叶残存，分枝顶端有茎痕或芽。质坚实，断面黄白色或灰白色，粉性或颗粒性，内皮层环纹明显，维管束及黄色油点散在。

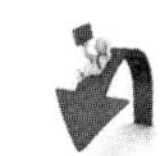

气香、特异,味辛辣。

2. 干姜片　为不规则纵切或斜切片,具指状分枝,长 1 ~ 6 cm,宽 1 ~ 2 cm,厚 0.2 ~ 0.4 cm。外皮灰黄色或浅黄棕色,粗糙,具纵皱纹及明显的环节。切面灰黄色或灰白色,略显粉性,可见较多的纵向纤维,有的呈毛状。质坚实,断面纤维性。气香、特异,味辛辣。

石菖蒲

【功　效】 开窍豁痰,醒神益智,化湿开胃。

【性　状】

1. 个子药　呈扁圆柱形,多弯曲,常有分枝,长 3 ~ 20 cm,直径 0.3 ~ 1 cm。表面棕褐色或灰棕色,粗糙,有疏密不均的环节,节间长 0.2 ~ 0.8 cm,具细纵纹,一面残留须根或圆点状根痕;叶痕呈三角形,左右交互排列,有的其上有毛鳞状的叶基残余。质硬,断面纤维性,类白色或微红色,内皮层环纹明显,并可见多数筋脉小点(维管束)及棕色油点(油细胞),散在。气芳香,味苦、微辛。

2. 饮片　为类圆形或椭圆形厚片,直径 0.3 ~ 1 cm。外表皮棕褐色或灰棕色。切面类白色或微红色,内皮层环纹明显,可见多数维管束小点及棕色油点。质硬而脆。气芳香,味苦、微辛。

射　干

【功　效】 清热解毒,消痰,利咽。

【性　状】

1. 个子药　呈不规则结节状,长 3 ~ 10 cm,直径 1 ~ 2 cm。表面黄褐色、棕褐色或黑褐色,皱缩,有较密的环纹。上面有数个圆盘状凹陷的茎痕,偶有茎基残存;下面有残留的细根及根痕。质硬,难折断,断面黄色,颗粒性。气微,味苦、微辛。

2. 饮片　呈不规则形或长条形的薄片。外表皮黄褐色、棕褐色或黑褐色,皱缩,可见残留的须根和须根痕,有的可见环纹。切面淡黄色或鲜黄色,具散在筋脉小点或筋脉纹,有的可见环纹。气微,味苦、微辛。

(十八)半夏、天南星

半　夏

【功　效】 燥湿化痰,降逆止呕,消痞散结。

【性　状】

1. 生半夏　呈类球形,有的稍偏斜,直径 1 ~ 1.5 cm。表面白色或浅黄色,顶端有凹陷的茎痕,周围密布麻点状根痕。下面钝圆,较光滑。质坚实,断面洁白,富粉性。气微,无臭,味辛辣、麻舌而刺喉。

2. 清半夏　呈椭圆形、类圆形或不规则的片。切面淡灰色至灰白色,可见灰白色

笔记栏

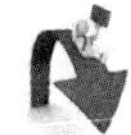

点状或短线状维管束迹,有的残留栓皮处下方显淡紫红色斑纹。质脆,易折断,断面略呈角质样。气微,味微涩、微有麻舌感。

3. 姜半夏　呈片状、不规则颗粒状或类球形。表面棕色至棕褐色。质硬脆,断面淡黄棕色,常具角质样光泽。气微香,味淡、微有麻舌感,嚼之略粘牙。

4. 法半夏　呈类球形或破碎成不规则颗粒状。表面淡黄白色、黄色或棕黄色。质较松脆或硬脆,断面黄色或淡黄色,颗粒者质稍硬脆。气微,味淡略甘、微有麻舌感。

天南星

【功　效】 散结消肿。

【性　状】

1. 个子药　呈扁球形,高 1 ~2 cm,直径 1.5 ~6.5 cm。表面类白色或淡棕色,较光滑,顶端有凹陷的茎痕,周围有麻点状根痕,有的块茎周边具小扁球状侧芽。质坚硬,不易破碎,断面不平坦,白色,粉性。气微,味麻辣。

2. 饮片

(1)生天南星片　呈不规则形薄片,其他性状鉴别同药材。

(2)制天南星　呈类圆形或不规则形薄片。黄色或棕色,质脆,易碎,断面角质样,光滑。气微,味涩、微麻。

(3)胆南星　呈方块状或圆柱状。棕黄色、灰棕色或棕黑色。质硬。气微腥,味苦。

(十九)川贝母、浙贝母

川贝母

【功　效】 清热润肺,化痰止咳,散结消痈。

【性　状】

1. 松贝　呈类圆锥形或近球形,高 0.3 ~0.8 cm,直径 0.3 ~0.9 cm。其如豆如珠,故有"珍珠贝""米贝"之称。表面类白色。外层鳞叶 2 瓣,大小悬殊,大瓣紧抱小瓣,未抱部分呈新月形,习称"怀中抱月";顶部闭合,内有类圆柱形、顶端稍尖的心芽和小鳞叶 1 ~2 枚;先端钝圆或稍尖,底部平,微凹入,可直立放稳,俗称"观音坐莲";中心有一灰褐色的鳞茎盘,偶有残存的须根。质硬而脆,断面白色,富粉性。气微,味微苦。

2. 青贝　呈类扁球形,高 0.4 ~1.4 cm,直径 0.4 ~1.6 cm。表面白色或黄白色。外层鳞叶 2 瓣,大小相近,相对抱合,顶部开裂,内有心芽和小鳞叶 2 ~3 枚及细圆柱形的残茎。

3. 炉贝　呈长圆锥形,高 0.7 ~2.5 cm,直径 0.5 ~2.5 cm。表面类白色或浅棕黄色,有的具棕色斑点,习称"虎皮斑"。外层鳞叶 2 瓣,大小相近,顶部开裂,露出内部细小鳞叶及心芽,习称"马牙嘴",基部稍尖或较钝。断面粗糙,白色,粉性。

4. 栽培品　呈类扁球形或短圆柱形,高 0.5 ~2.0 cm,直径 1 ~2.5 cm。表面类白

笔记栏

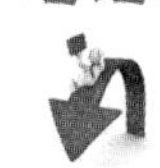

色或浅棕黄色，稍粗糙，有的具浅黄色斑点。外层鳞叶 2 瓣，大小相近，顶部多开裂而较平。

浙贝母

【功　效】 清热化痰止咳，解毒散结消痈。

【性　状】

1. 大贝　为鳞茎外层单瓣鳞叶，略呈新月形或元宝状，一面凹入，一面凸出，肥厚，高 1 ~ 2 cm，直径 2 ~ 3.5 cm。外表面类白色至淡黄色，内表面白色或淡棕色，被有白色粉末。质硬而脆，易折断，断面白色至黄白色，富粉性。气微，味微苦。

2. 珠贝　为完整的鳞茎，呈扁球形，上下略平，形似算盘珠，故称“珠贝”，高 1 ~ 1.5 cm，直径 1 ~ 2.5 cm。表面类白色。外层鳞叶 2 瓣，大小相近，肥厚，略呈肾形，互相抱合，内有小鳞叶 2 ~ 3 枚及干缩的残茎。

3. 浙贝片　为鳞茎外层的单瓣鳞叶切成的片，呈椭圆形、类圆形或不规则肾形，直径 1 ~ 2 cm，厚 2 ~ 4 mm。表面淡黄色，切面平坦，粉白色。质硬而脆，易折断，断面粉白色，富粉性。

（二十）白术、苍术

白　术

【功　效】 健脾益气，燥湿利水，止汗，安胎。

【性　状】 其根茎呈不规则的拳状团块，有不规则的瘤状突起，长 3 ~ 13 cm，直径 1.5 ~ 7 cm。表面灰黄色至灰棕黄色，有浅而细的纵皱纹和沟纹，并有须根痕。下部两侧膨大似如意头，俗称“云头”。质坚硬，不易折断，断面不平坦。烘干者的断面色较深，角质样，中央时有裂隙。生晒术的断面皮部色浅（类白色至淡棕色），木质部淡黄色至黄色，有油室散在。气清香，味甘、微辛，嚼之略带黏性。

苍　术

【功　效】 燥湿健脾，祛风散寒，明目。

【性　状】

1. 个子药

（1）茅苍术　呈不规则连珠状或结节状圆柱形，略弯曲，偶有分枝。表面灰棕色，有皱纹、横曲纹及残留的须根，顶端具茎痕及残留的茎基。质坚实，断面黄白色或灰黄白色，散有多数橙黄色或棕红色的油室，习称“朱砂点”；暴露稍久，常可析出白色细针状结晶，习称“起霜”。气香特异，味微甘、辛、苦。

（2）北苍术　呈疙瘩块状或结节状圆柱形。表面黑棕色，除去外皮者黄棕色。质较疏松，断面散有黄棕色油室，无白色细针状结晶析出。香气较淡，味辛、苦。

2. 饮片　呈不规则类圆形或条形厚片，直径 1 ~ 2 cm。边缘不整齐，表面灰棕色

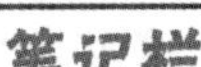

至黄棕色，有皱纹、残留的须根痕。质坚实，切面黄白色或灰白色，散有多数橙黄色或棕红色油室，有的有白色细针状结晶。气香特异，味辛、苦。

（二十一）狗脊、绵马贯众

狗　脊

【功　效】 祛风湿，补肝肾，强腰膝。

【性　状】 呈不规则的长块状，长 10～30 cm，直径 2～10 cm。表面深棕色，被金黄色茸毛；上面有数个棕红色叶柄残基，下面残存黑色细根。质坚硬，难折断。无臭，味淡。生狗脊片呈不规则长条形或圆形，长 5～20 cm，直径 2～10 cm，厚 1.5～5 mm；周边不整齐，有未去尽的金黄色茸毛，外表深棕色；切面浅棕色，近边缘 1～4 mm 处有 1 条凸起的棕黄色木质部环纹。质坚脆，易折断。熟狗脊片呈黑色，木质部环纹明显。

绵马贯众

【功　效】 清热解毒，止血，驱虫。

【性　状】 呈长倒卵形，略弯曲，上端钝圆或截形，下端较尖，有的纵剖为两半，长 7～20 cm，直径 4～8 cm。表面黄棕色至黑褐色，密被排列整齐的叶柄残基及鳞片，并有弯曲的须根。叶柄残基呈扁圆形，长 3～5 cm，直径 0.5～1.0 cm；表面有纵棱线，质硬而脆，断面略平坦，棕色，有黄白色维管束 5～13 个，环列；每个叶柄残基的外侧常有 3 条须根，鳞片条状披针形，全缘，常脱落。质坚硬，断面略平坦，深绿色至棕色，有黄白色维管束 5～13 个，环列，其外散有较多的叶迹维管束。气特异，味初淡而微涩，后渐苦、辛。

（二十二）山慈菇、白及、薤白

山慈菇

【功　效】 清热解毒，化痰散结。

【性　状】

1. 毛慈菇　呈不规则扁球形或圆锥形，顶端渐突起，基部有须根痕，长 1.8～3 cm，膨大部位直径 1～2 cm。表面黄棕色或棕褐色，有纵皱纹或纵沟，中部有 2～3 条微突起的环节，节上有鳞片叶干枯腐烂后留下的丝状纤维。质坚硬，难折断，断面灰白色或黄白色，略呈角质。气微，味淡，带黏性。

2. 冰球子　呈圆锥形、瓶颈状或不规则团块，高 1.5～2.5 cm，直径 1～2 cm。顶端渐尖，尖端断头处呈盘状，基部膨大且圆平，中央凹入，有 1～2 条环节，多偏向一侧。撞去外皮者表面黄白色，带表皮者浅棕色，光滑，有不规则皱纹。断面浅黄色，角质半透明。

笔记栏

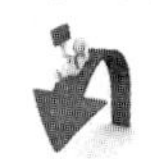

白　及

【功　效】 收敛止血，消肿生肌。

【性　状】 呈不规则扁圆形，多有 2 ~ 3 个爪状分枝。表面灰白色或黄白色，有数圈同心环节和棕色点状须根痕，上面有突起的茎痕，下面有连接另一块茎的痕迹。质坚硬，不易折断，断面类白色，半透明，角质样，有散在的筋脉小点。气微，味苦，嚼之有黏性。

薤　白

【功　效】 通阳散结，行气导滞。

【性　状】

1. 小根蒜　呈不规则卵圆形，高 0.5 ~ 1.5 cm，直径 0.5 ~ 1.8 cm。表面黄白色或淡黄棕色，皱缩，半透明，有类白色膜质鳞片包被，底部有突起的鳞茎盘。质硬，角质样。有蒜臭，味微辣。

2. 薤　呈略扁的长圆形，高 1 ~ 3 cm，直径 0.3 ~ 1.2 cm。表面淡黄棕色或棕褐色，具浅纵皱纹。质较软，断面可见鳞叶 2 ~ 3 层，嚼之粘牙。

任务二　自主完成组

1. 需要自主完成的根及根茎类中药　共 47 种，分别为延胡索、板蓝根、三七、白芷、当归、川芎、防风、柴胡、丹参、黄芩、玉竹、知母、木香、泽泻、百部、郁金、天麻、虎杖、北豆根、山豆根、三棱、仙茅、莪术、姜黄、拳参、白蔹、独活、羌活、藁本、香附、粉萆薢、千年健、茜草、重楼、土茯苓、骨碎补、白附子、乌药、商陆、金果榄、红景天、百合、甘遂、地榆、麻黄根、金荞麦、大黄。

2. 要求　请扫描右方二维码，按顺序完成药材辨识，依次书写功效、性状鉴别要点。

根及根茎类中药
自主学习药材图片

项目二　皮类及茎木类中药（32 种）

皮类及茎木类中药共 32 种，分别为苏木、降香、大血藤、鸡血藤、忍冬藤、首乌藤、海风藤、青风藤、川木通、木通、通草、灯心草、槲寄生、桂枝、桑枝、钩藤、皂角刺、香加皮、地骨皮、五加皮、白鲜皮、牡丹皮、秦皮、合欢皮、桑白皮、苦楝皮、厚朴、肉桂、杜仲、黄柏、络石藤、竹茹。

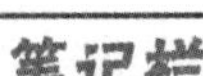
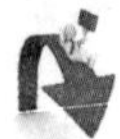

任务一　相似药材组

（一）苏木、降香

苏　木

皮类及茎木类中药相似药材图片

【功　效】 活血祛瘀，消肿止痛。

【性　状】 呈圆柱形或半圆柱形，有的连结根部则呈不规则稍弯曲的长条状或疙瘩状，长短不一，直径3～12 cm。表面暗红棕色或黄棕色，可见红黄相间的纵向条纹，有刀削痕及细小的凹入油孔。质坚硬沉重，致密。断面强纤维性，横断面有显著的类圆形同心环纹（年轮），有的中央具暗棕色带亮星的髓。气微香，味微甘涩。

降　香

【功　效】 化瘀止血，理气止痛。

【性　状】 呈类圆柱形或不规则块状，大小不一。表面紫红色或红褐色，切面有致密的纹理。质坚硬，富油性。入水下沉。火烧有黑烟及油冒出，残留白色灰烬。气香，味微苦。以色紫红、质坚实、富油性、香气浓者为佳。

（二）大血藤、鸡血藤

大血藤

【功　效】 清热解毒，活血，祛风止痛。

【性　状】 呈圆柱形，略弯曲，直径1～3 cm。表面灰棕色，粗糙，有浅纵沟和明显的横裂纹及疣状突起，栓皮有时呈鳞片状剥落而露出暗红棕色内皮，有的可见膨大的节及略凹陷的枝痕或叶痕。质硬，体轻，易折断。断面皮部呈红棕色环状，有数处向内嵌入木部，木部黄白色，有多数细孔及红棕色放射状纹理。气微，味微涩。以条匀、粗如拇指者为佳。

鸡血藤

【功　效】 活血补血，调经止痛，舒筋活络。

【性　状】 呈扁圆柱形。表面灰棕色，栓皮脱落处呈红褐色，有纵沟。横切面可见木部淡红色，小孔洞不规则排列，皮部内侧有树脂状分泌物呈红褐色或黑棕色，与木部相间排列呈偏心性半圆形的环。髓小，偏向一侧。质坚实，难折断。折断面呈不整齐的裂片状。气微，味涩。以树脂状分泌物多者为佳。

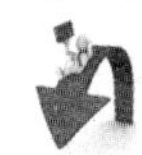

(三)忍冬藤、首乌藤

忍冬藤

【功　效】 清热解毒,疏风通络。

【性　状】 呈长圆柱形。表面棕红色至暗棕色,有的灰绿色,光滑或被茸毛;外皮易剥落。断面黄白色,中空。气微,老枝味微苦,嫩枝味淡。

首乌藤

【功　效】 养血安神,祛风通络。

【性　状】 表面紫红色或紫褐色,粗糙,具扭曲的纵皱纹,节部略膨大,有侧枝痕,外皮菲薄,可剥离。断面皮部紫红色,木部黄白色或淡棕色,导管孔明显,髓部疏松,类白色。

(四)海风藤、青风藤

海风藤

【功　效】 祛风湿,通经络,止痹痛。

【性　状】 呈扁圆柱形,微弯曲,长 15 ~ 60 cm,直径 0.3 ~ 2 cm。表面灰褐色或褐色,粗糙,有纵向棱状纹理及明显的节,节间长 3 ~ 12 cm,节部膨大,上生不定根。体轻,质脆,易折断,断面不整齐,皮部窄,木部宽广,灰黄色,导管孔多数,射线灰白色,放射状排列,皮部与木部交界处常有裂隙,中心有灰褐色髓。气香,味微苦、辛。

青风藤

【功　效】 祛风湿,通经络,利小便。

【性　状】 呈长圆柱形,常微弯曲,长 20 ~ 70 cm 或更长,直径 0.5 ~ 2 cm。表面绿褐色至棕褐色,有的灰褐色,有细纵纹和皮孔。节部稍膨大,有分枝。体轻,质硬而脆,易折断,断面不平坦,灰黄色或淡灰棕色,皮部窄,木部射线呈放射状排列,髓部淡黄白色或黄棕色。气微,味苦。

(五)川木通、木通

川木通

【功　效】 利尿通淋,清心除烦,通经下乳。

笔记栏

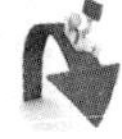

【性　状】 呈长圆柱形，略扭曲，长50～100 cm，直径2～3.5 cm。表面黄棕色或黄褐色，有纵向凹沟及棱线；节处多膨大。有叶痕及侧枝痕。残存皮部易撕裂。质坚硬，不宜折断。切片厚0.2～0.4 cm，边缘不整齐，残存皮部黄棕色，木部浅黄棕色或浅黄色，有黄白色放射状纹理及裂隙，其间布满导管孔，髓部较小，类白色或黄棕色，偶有空腔。气微，味淡。

木　通

【功　效】 利尿通淋，清心除烦，通经下乳。

【性　状】 呈长圆柱形，稍扭曲，长30～70 cm，直径0.5～2 cm。表面灰棕色至灰褐色，外皮粗糙而有许多不规则的裂纹或纵沟纹，具突起的皮孔。节部膨大或不明显，具侧枝断痕。体轻，质坚实，不易折断，断面不整齐，皮部较厚，黄棕色，可见淡黄色颗粒状小点，木部黄白色，射线呈放射状排列，髓小或有时中空，黄白色或黄棕色。气微，味微苦而涩。

（六）通草、灯心草

通　草

【功　效】 清热利尿，通气下乳。

【性　状】 呈圆柱形，一般长20～40 cm，直径1～2.5 cm。表面白色或淡黄色，有浅纵沟纹。体轻，质松软，稍有弹性，易折断，断面平坦，有银白色光泽，中央有直径为0.3～1.5 cm的空洞或半透明圆形的薄膜。纵剖面薄膜呈梯状排列。商品“方通”为约10 cm见方的片状物，表面白色，微有光泽；“通丝”则为细长碎纸片状，宽3～5 mm，长短不等。无臭，无味。以条粗、色白洁、有弹性者为佳。

灯心草

【功　效】 清心火，利小便。

【性　状】 呈细圆柱形，长达90 cm，直径0.1～0.3 cm。表面白色或淡黄白色，有细纵纹。体轻，质软，略有弹性，易拉断，断面白色。气微，味淡。

（七）槲寄生、桂枝、桑枝

槲寄生

【功　效】 祛风湿，补肝肾，强筋骨，安胎元。

【性　状】 茎枝呈圆柱形，2～5叉状分枝，长约30 cm，直径0.3～1 cm。表面黄绿色、金黄色或黄棕色，有纵皱纹；节膨大，节上有分枝或枝痕。体轻，质脆，易折断，断

笔记栏

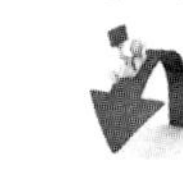

面不平坦，皮部黄色，木部色较浅，射线放射状，髓部常偏向一边。叶对生于枝梢，易脱落，无柄；叶片呈长椭圆状披针形，长2~7 cm，宽0.5~1.5 cm；先端钝圆，基部楔形，全缘；表面黄绿色，有细皱纹，主脉5出，中间3条明显；革质。气微，味微苦，嚼之有黏性。

桂　枝

【功　效】 发汗解肌，温通经络，助阳化气，平冲降气。

【性　状】 呈长圆柱形。表面红棕色至棕色。断面皮部红棕色，木部黄白色至浅黄棕色，髓部略呈方形。有特异香气，味甜、微辛，皮部味较浓。

桑　枝

【功　效】 祛风湿，利关节。

【性　状】 呈长圆柱形，少有分枝，长短不一。表面灰黄色或黄褐色，有多数黄褐色点状皮孔及细纵纹。皮部较薄，木部黄白色，射线放射状，髓部白色或黄白色。气微，味淡。

（八）钩藤、皂角刺

钩　藤

【功　效】 息风定惊、清热平肝。

【性　状】 茎枝呈圆柱形或类方柱形，长2~3 cm，直径0.2~0.5 cm。表面红棕色至紫红色者具细纵纹，光滑无毛；黄绿色至灰褐色者有的可见白色点状皮孔，被黄褐色柔毛。多数枝节上对生两个向下弯曲的钩（不育花序梗），或仅一侧有钩，另一侧为突起的疤痕；钩略扁或稍圆，先端细尖，基部较阔；钩基部的枝上可见叶柄脱落后的窝点状痕迹和环状的托叶痕。质坚韧，断面黄棕色，皮部纤维性，髓部黄白色或中空。气微，味淡。

皂角刺

【功　效】 消肿托毒，排脓，杀虫。

【性　状】 为主刺和1~2次分枝的棘刺。主刺呈长圆锥形，长3~15 cm或更长，直径0.3~1 cm；分枝刺长1~6 cm，刺端锐尖。表面紫棕色或棕褐色。体轻，质坚硬，不易折断。切片厚0.1~0.3 cm，常带有尖细的刺端；木部黄白色，髓部疏松，淡红棕色；质脆，易折断。气微，味淡。

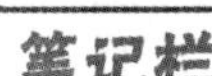
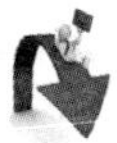

（九）香加皮、地骨皮、五加皮

香加皮

【功　效】 利水消肿，祛风湿，强筋骨。

【性　状】 呈卷筒状或槽状，少数呈不规则片状，长 3 ~ 10 cm，直径 1 ~ 2 cm，厚 2 ~ 4 mm。外表面灰棕色或黄棕色，栓皮常呈鳞片状，易剥落。内表面黄白色或淡黄棕色，有细纵纹。质地疏松而脆，易折断，断面黄白色，不整齐。有浓郁的香气，味苦，稍有麻舌感。以块大、皮厚、香气浓、无木心者为佳。

地骨皮

【功　效】 凉血除蒸，清肺降火。

【性　状】 呈筒状、槽状或不规则卷片，长 3 ~ 10 cm，宽 0.5 ~ 1.5 cm，厚 1 ~ 3 mm。外表面灰黄色至棕黄色，粗糙，具纵皱纹或裂纹，易成鳞片状剥落。内表面黄白色或灰黄色，有细纵纹。体轻，质脆，易折断，断面不平坦，外层黄棕色，内层灰白色。气微，味微甘而后苦。以块大、肉厚、无木心者为佳。

五加皮

【功　效】 祛风除湿，补益肝肾，强筋壮骨，利水消肿。

【性　状】 呈不规则卷筒状，长 5 ~ 15 cm，直径 0.4 ~ 1.4 cm，厚约 2 mm。外表面灰褐色，有稍扭曲的纵皱纹及横长皮孔样瘢痕；内表面淡黄色或灰黄色，有细纵纹。体轻，质脆，易折断，断面不整齐，灰白色。气微香，味微辣而苦。以皮厚、粗大、断面灰白色、气香、无木心者为佳。

（十）白鲜皮、牡丹皮

白鲜皮

【功　效】 清热燥湿，祛风解毒。

【性　状】 呈卷筒状，长 5 ~ 15 cm，直径 1 ~ 2 cm，厚 2 ~ 5 mm。外表面灰白色或淡灰黄色，具细皱纹及细根痕，常有突起的颗粒状小点。内表面类白色，有细纵纹。质脆，折断时有白粉飞扬，断面不平坦，略呈层片状，剥去外层，迎光检视有闪烁的小亮点。有羊膻气，味微苦。以条大、皮厚、色灰白者为佳。

牡丹皮

【功　效】 清热凉血，活血化瘀。

【性　状】

1. 连丹皮　呈筒状或半筒状，有纵剖开的裂缝，向内卷曲或略外翻，长短不一，通常长 5 ~ 20 cm，直径 0.5 ~ 1.2 cm，皮厚 1 ~ 4 mm。外表面灰褐色，有多数横长皮孔样突起及细根痕；内表面淡灰黄色或浅棕色，有明显的细纵纹，常见发亮的结晶（丹皮酚）。质硬脆，折断面较平坦，粉性，灰白色至粉红色。有特殊香气，味微苦而涩。

2. 刮丹皮　外表红棕色或淡灰黄色，其他特征同连丹皮。以条粗长、皮厚、无木心、断面白色、粉性足、结晶多、香气浓者为佳。

（十一）秦皮、合欢皮、桑白皮、苦楝皮

秦　皮

【功　效】　清热燥湿，收涩止痢，止带，明目。

【性　状】

1. 枝皮　卷筒状或槽状，皮厚 1.5 ~ 3 mm。外表面灰白色、灰棕色至黑棕色或相间呈斑状，平坦或稍粗糙，密布圆点状灰白色的皮孔，并可见马蹄形或新月形叶痕；内表面较平滑，黄白色或黄棕色。质硬而脆，折断面纤维性。气微，味苦。

2. 干皮　长条状块片，厚 3 ~ 6 mm。外表面灰棕色，具龟裂状沟纹及红棕色圆形或横长的皮孔。质坚硬，断面纤维性较强，易成层剥离呈裂片状。

本品热水浸出液呈黄绿色，日光下显碧蓝色荧光。以条长、外皮薄且光滑者为佳。

合欢皮

【功　效】　解郁安神，活血消肿。

【性　状】　外表面灰棕色至灰褐色，密生明显的椭圆形横向皮孔，棕色或棕红色；内表面淡黄棕色或黄白色。断面呈纤维性片状。气微香，味淡、微涩、稍刺舌，而后喉头有不适感。

桑白皮

【功　效】　泻肺平喘，利水消肿。

【性　状】　呈扭曲的卷筒状、槽状或板片状，长短宽窄不一，厚 1 ~ 4 mm。外表面白色或淡黄白色，平坦，偶有残留未除净的橙黄色或棕黄色鳞片状粗皮；内表面黄白色或淡黄色，有细纵纹。体轻，质韧，纤维性强，难折断，易纵向撕裂，撕裂时有白色粉尘飞扬。气微，味微甘。以色白、皮厚、柔韧、粉性足者为佳。

苦楝皮

【功　效】　杀虫，疗癣。

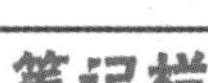
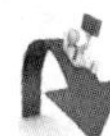

【性　状】 呈不规则板片状、槽状或半卷筒状，长宽不一，厚 2 ~6 mm。外表面灰棕色或灰褐色，粗糙，有交织的纵皱纹和点状灰棕色皮孔，除去粗皮者淡黄色；内表面类白色或淡黄色。质韧，不易折断，断面纤维性，呈层片状，易剥离。气微，味苦。以除净粗皮及幼嫩树皮为佳。

任务二　自主完成组

皮类及茎木类中药
自主学习药材图片

1. 需要自主完成的皮类及茎木类中药　共 6 种，分别为厚朴、肉桂、杜仲、黄柏、络石藤、竹茹。

2. 要求　请扫描左方二维码，按顺序完成药材辨识，依次书写功效、性状鉴别要点。

项目三　花类及叶类中药(27 种)

花类及叶类中药共 27 种，分别为菊花、野菊花、玫瑰花、月季花、石韦、枇杷叶、丁香、金银花、辛夷、密蒙花、紫苏叶、桑叶、大青叶、番泻叶、罗布麻叶、荷叶、侧柏叶、艾叶、合欢花、旋覆花、淫羊藿、款冬花、红花、蒲黄、鸡冠花、谷精草、槐花。

任务一　相似药材组

花类及叶类中药
相似药材图片

(一)菊花、野菊花

菊　花

【功　效】 清热解毒，散风清热，平肝明目。

【性　状】

1. 亳菊　呈倒圆锥形或圆筒形，有时稍压扁呈扇状，多离散。总苞由 3 ~4 层苞片组成。花托半球形。舌状花在外方，数层，雌性，类白色或淡黄白色；管状花多数，两性，位于中央，常为舌状花所隐藏，黄色，顶端 5 齿裂。瘦果不发育，无冠毛。体轻，质柔润，干时松脆。气清香，味甘，微苦。

2. 滁菊　呈不规则球形或扁球形。舌状花白色，不规则扭曲，内卷；管状花大多隐藏。

3. 贡菊　呈扁球形或不规则球形。舌状花白色或类白色，斜升；管状花少，多外露。

4. 杭菊　呈碟形或扁球形，直径 2.5 ~4 cm，常数个相连。舌状花类白色或黄色，平展或微折叠，彼此粘连，通常无腺点；管状花较多，外露。

5. 怀菊　呈不规则球形或扁球形，直径 1.5 ~2.5 cm。多数为舌状花，舌状花类白色或黄色，不规则扭曲，内卷，边缘皱缩，有时可见腺点；管状花大多隐藏。

均以花朵完整、颜色新鲜、气清香、少梗叶者为佳。

笔记栏

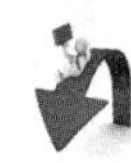

野菊花

【功　效】 清热解毒，泻火平肝。

【性　状】 头状花序类球形，直径0.3～1 cm。总苞半球形，总苞片4～5层，外层苞片卵形或条形，外表面中部灰绿色或淡棕色，通常被有白毛，边缘膜质；内层苞片长椭圆形，膜质，外表面无毛；基部有的残存总花梗。舌状花1轮，黄色，皱缩卷曲；筒状花多数，深黄色。气芳香，味苦。

（二）玫瑰花、月季花

玫瑰花

【功　效】 行气解郁，和血，止痛。

【性　状】 略呈半球形或不规则团块，直径0.7～1.5 cm。残留花梗上被细柔毛，花托半球形，与花萼基部合生；萼片5，披针形，黄绿色或棕绿色，被有细茸毛；花瓣多皱缩，展平后宽卵形，呈覆瓦状排列，紫红色，有的棕黄色；雄蕊多数，黄褐色；花柱多数，柱头在花托口集成头状，略突出，短于雄蕊。体轻，质脆。气味芳香浓郁，味微苦涩。

月季花

【功　效】 活血调经，疏肝解郁。

【性　状】 呈球形，直径1.5～2.5 cm。花托长圆形，萼片5，暗绿色，先端尾尖；花瓣呈覆瓦状排列，有的散落，长圆形，紫红色或淡紫红色；雄蕊多数，黄色。体轻，质脆。气清香，味淡、微苦。

（三）石韦、枇杷叶

石　韦

【功　效】 利尿通淋，清肺止咳，凉血止血。

【性　状】

1. 庐山石韦　叶片略皱缩，展平后呈披针形，长10～25 cm，宽3～5 cm。先端渐尖，基部耳状偏斜，全缘，边缘常向内卷曲。上表面黄绿色或灰绿色，散布有黑色圆形小凹点；下表面密生红棕色星状毛，有的侧脉间布满棕色圆点状的孢子囊群。叶柄具四棱，长10～20 cm，直径1.5～3 mm，略扭曲，有纵槽。叶片革质。气微，味微涩苦。

2. 石韦　叶片披针形或长圆披针形，长8～12 cm，宽1～3 cm。基部楔形，对称。孢子囊群在侧脉间，排列紧密而整齐。叶柄长5～10 cm，直径约1.5 mm。

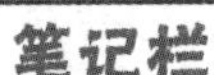
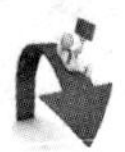

3. 有柄石韦　叶片多卷曲呈筒状，展平后呈长圆形或卵状长圆形，长 3 ~8 cm，宽 1 ~2.5 cm。基部楔形，对称。下表面侧脉不明显，布满孢子囊群。叶柄长 3 ~12 cm，直径约 1 mm。

均以叶厚、完整者为佳。

枇杷叶

【功　效】 清肺止咳，降逆止呕。

【性　状】 呈长圆形或倒卵形，长 12 ~30 cm，宽 4 ~9 cm。先端尖，基部楔形，边缘有疏锯齿，近基部全缘。上表面灰绿色、黄棕色或红棕色，较光滑；下表面密被黄色茸毛，主脉于下表面显著突起，侧脉羽状；叶柄极短，被棕黄色茸毛。革质而脆，易折断。气微，味微苦。

（四）丁香、金银花

丁　香

【功　效】 温中降逆，补肾助阳。

【性　状】 花蕾形似研棒状，长 1 ~2 cm，上端花蕾近球形，直径约 5 mm，下端萼筒类圆柱形而略扁，向下渐狭，微具棱，红棕色或暗棕色，表面有颗粒状突起，用指甲刻划时有油渗出。萼先端四裂，裂片三角形，肥厚。花瓣 4，膜质，淡棕色，覆瓦状抱合成球形。雄蕊多数，向内弯曲。质坚而重，富油性。入水则萼管垂直下沉。香气浓郁，味辛辣，有微麻舌感。以完整、个大、油性足、颜色深红、香气浓郁、入水下沉者为佳。

金银花

【功　效】 清热解毒，疏散风热。

【性　状】 花蕾呈棒状，上粗下细，略弯曲，长 2 ~3 cm，上部直径约 3 mm，下部直径约 1.5 mm。表面黄白色或绿白色（久贮色深），密被毛茸。花萼绿色，先端 5 裂，裂片有毛；花冠筒状，上部稍开裂成二唇状，雄蕊 5，附于筒壁，子房无毛。气清香，味淡、微苦。

（五）辛夷、密蒙花

辛　夷

【功　效】 散风寒，通鼻窍。

【性　状】

1. 望春花　呈长卵形，似毛笔头，长 1.2～2.5 cm，直径 0.8～1.5 cm。基部常具短梗，长约 5 mm，梗上有类白色点状皮孔。苞片 2～3 层，每层 2 片，两层苞片间有小鳞芽，包片外表面密被灰白色或灰绿色有光泽的长茸毛，内表面类棕色，无毛。花被片 9，棕色，外轮花被片 3，条形，约为内两轮长的 1/4，呈萼片状，内两轮花被片 6，每轮 3，轮状排列。除去花被，有雄蕊和雌蕊多数，呈螺旋状排列。体轻，质脆。气芳香，味辛、凉而稍苦。

2. 武当玉兰　长 2～4 cm，直径 1～2 cm。基部枝梗粗壮，皮孔红棕色。苞片外表面密被淡黄色或淡黄绿色茸毛，有的最外层苞片茸毛已脱落而呈黑褐色。花被片 10～12(15)，内外轮无显著差异。

3. 玉兰　长 1.5～3 cm，直径 1～1.5 cm。基部枝梗较粗壮，皮孔浅棕色。苞片外表面密被灰白色或灰绿色茸毛。花被片 9，内外轮同型。

均以完整、内瓣紧密、无枝梗、香气浓者为佳。

密蒙花

【功　效】　清热泻火，养肝明目，退翳。

【性　状】　多为花蕾密聚的花序小分枝，呈不规则圆锥状，长 1.5～3 cm。表面灰黄色或棕黄色，密被茸毛。花蕾呈短棒状，上端略大，长 0.3～1 cm，直径 0.1～0.2 cm；花萼呈钟状，先端 4 齿裂；花冠呈筒状，与萼等长或稍长，先端 4 裂，裂片卵形；雄蕊 4，着生在花冠管中部。质柔软。气微香，味微苦、辛。

(六)紫苏叶、桑叶、大青叶

紫苏叶

【功　效】　解表散寒，行气和胃。

【性　状】　叶片多皱缩卷曲、破碎，完整者展平后呈卵圆形，长 4～11 cm，宽 2.5～9 cm。先端长尖或急尖，基部圆形或宽楔形，边缘具圆锯齿。两面紫色或上表面绿色，下表面紫色，疏生灰白色毛，下表面有多数凹点状的腺鳞。叶柄长 2～7 cm，紫色或紫绿色。质脆。带嫩枝者，枝的直径 2～5 mm，紫绿色，断面中部有髓。气清香，味微辛。

桑　叶

【功　效】　疏散风热，清肺润燥，清肝明目。

【性　状】　多皱缩，破碎。完整者有柄，叶片展开后呈卵形或宽卵形，长 8～15 cm，宽 7～13 cm。先端渐尖，基部呈截形、圆形或心形，边缘有锯齿或钝锯齿，有的不规则分裂。上表面黄绿色或浅黄棕色，有的有小疣状突起，下表面颜色稍浅，叶脉突出，小脉网状，脉上有疏毛，脉基具簇毛。

大青叶

【功　效】　清热解毒，凉血消斑。

【性　状】　叶片极皱缩卷曲，有的破碎。完整的叶片展平后呈长椭圆形至长圆状倒披针形，长 5 ~ 20 cm，宽 2 ~ 6 cm。上表面暗灰绿色，有的可见色较深稍突起的小点。先端钝圆，全缘或微波状，基部狭窄下延至叶柄呈翼状，叶脉于背面较明显。叶柄长 4 ~ 10 cm，淡棕黄色。质脆。气微，味微酸、苦、涩。

（七）番泻叶、罗布麻叶

番泻叶

【功　效】　泻热行滞，通便，利水。

【性　状】

1. 狭叶番泻　小叶片多完整平坦。长 1.5 ~ 5 cm，宽 0.4 ~ 2 cm，叶端急尖，叶基稍不对称，全缘。长卵形或卵状披针形。上面黄绿色，下面浅黄绿色。叶片革质。气微弱而特异，味微苦而稍有黏性。

2. 尖叶番泻　小叶片呈广披针形或长卵形。叶基不对称。质地较薄脆，微呈革质状。

罗布麻叶

【功　效】　平肝安神，清热利水。

【性　状】　多皱缩卷曲，有的破碎，完整叶片展平后呈椭圆状披针形或卵圆披针形，长 2 ~ 5 cm，宽 0.5 ~ 2 cm。淡绿色或灰绿色，先端钝，有小芒尖，基部钝圆或楔形，边缘具细齿，常反卷，两面无毛，主脉于上表面不明显，下表面稍突起；侧脉羽状、细密，7 ~ 10 对或更多。叶柄细而短，长约 4 mm。叶片薄，质脆。气微，味淡。以完整色绿者为佳。

（八）荷叶、侧柏叶、艾叶

荷　叶

【功　效】　清暑化湿，升发清阳，凉血止血。

【性　状】　呈半圆形或折扇形，展开后呈类圆形，全缘或稍呈波状，直径 20 ~ 50 cm。上表面深绿色或黄绿色，较粗糙；下表面淡灰棕色，较光滑，有粗脉 21 ~ 22 条，自中心向四周射出，中心有凸起的叶柄残基。质脆，易破碎。稍有清香气，味微苦。

侧柏叶

【功　效】 凉血止血,化痰止咳,生发乌发。

【性　状】 带叶枝梢多分枝,小枝扁平,长短不一,淡红褐色。叶细小鳞片状,先端钝,交互对生,紧密贴伏于小枝上,侧面叶龙骨状,覆盖于正面叶上,深绿色或黄绿色。质脆,易折断,断面黄白色。气清香,味苦涩、微辛。

艾　叶

【功　效】 温经止血,散寒止痛,外用祛湿止痒。

【性　状】 多皱缩、破碎,有短柄。完整叶片展平后呈卵状椭圆形,羽状深裂,裂片椭圆状披针形,边缘有不规则的粗锯齿。上表面灰绿色或深黄绿色,有稀疏的蛛丝状短柔毛及腺点;下表面密生灰白色茸毛。质柔软。气清香,味苦。

(九)合欢花、旋覆花

合欢花

【功　效】 解郁安神。

【性　状】

1. 合欢花　头状花序,皱缩成团。总花梗长 3 ~ 4 cm,有时与花序脱离,黄绿色,有纵纹,被稀疏毛茸。花全体密被毛茸,细长而弯曲,长 0.7 ~ 1 cm,淡黄色或黄褐色,无花梗或几无花梗。花萼呈筒状,先端有 5 小齿;花冠筒长约为萼筒的 2 倍,先端 5 裂,裂片披针形;雄蕊多数,花丝细长,黄棕色至黄褐色,下部合生,上部分离,伸出花冠筒外。气微香,味淡。

2. 合欢米　呈棒槌状,长 2 ~ 6 mm,膨大部分直径约 2 mm,淡黄色至黄褐色,全体被毛茸,花梗极短或无。花萼呈筒状,先端有 5 小齿;花冠未开放;雄蕊多数,细长并弯曲,基部连合,包于花冠内。气微香,味淡。

旋覆花

【功　效】 降气,消痰,行水,止呕。

【性　状】 呈扁球形或类球形,直径 1 ~ 2 cm。多松散。总苞苞片 5 层,覆瓦状排列,苞片披针形或条形,长 4 ~ 11 mm,灰黄色,总苞基部有时残留花梗,苞片及花梗表面被白色茸毛。舌状花 1 列,黄色,长约 1 cm,花瓣多卷曲,常脱落,先端 3 齿裂;管状花多数,棕黄色,长约 5 mm,先端 5 齿裂;子房顶端有多数白色冠毛,长 5 ~ 6 mm。有时可见椭圆形小瘦果。体轻,质脆易散碎。气微,味微苦。以花头完整、色黄绿者佳。

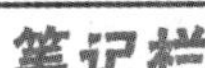

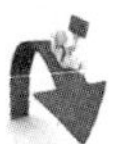

任务二　自主完成组

1. 需自主完成的花类及叶类中药　共7种,分别为淫羊藿、款冬花、红花、蒲黄、鸡冠花、谷精草、槐花。

2. 要求　请扫描左方二维码,按顺序完成药材辨识,依次书写功效、性状鉴别要点。

花类及叶类中药自主学习药材图片

项目四　果实类及种子类中药(82种)

果实类及种子类中药共82种,分别为瓜蒌、瓜蒌皮、瓜蒌子、山茱萸、枸杞子、桃仁、郁李仁、苦杏仁、地肤子、吴茱萸、沙苑子、补骨脂、枳实、枳壳、陈皮、青皮、橘核、化橘红、佛手、豆蔻、肉豆蔻、草豆蔻、金樱子、苍耳子、牛蒡子、牵牛子、韭菜子、青葙子、车前子、王不留行、千金子、小茴香、蛇床子、菟丝子、莱菔子、芥子、葶苈子、槟榔、大腹皮、葫芦巴、女贞子、薏苡仁、芡实、火麻仁、紫苏子、鹤虱、青果、莲子、白扁豆、连翘、使君子、栀子、草果、益智、乌梅、诃子、路路通、蒺藜、五味子、木瓜、山楂、决明子、砂仁、酸枣仁、夏枯草、覆盆子、槐角、马兜铃、鸦胆子、白果、柏子仁、蔓荆子、胡椒、淡豆豉、胖大海、川楝子、石榴皮、锦灯笼、罗汉果、丝瓜络、木蝴蝶、木鳖子。

任务一　相似药材组

果实类及种子类中药相似药材图片

(一)瓜蒌、瓜蒌皮、瓜蒌子

瓜　蒌

【功　效】　清热涤痰,宽胸散结,润燥滑肠。

【性　状】　呈类球形或宽椭圆形,长7~15 cm,直径6~10 cm。表面橙红色或橙黄色,皱缩或较光滑,顶端有圆形花柱残基,基部略尖,具残存的果梗。轻重不一。质脆,易破开。内表面黄白色,有红色丝络;果瓤橙黄色,黏稠,与多数种子黏结成团。具焦糖气,味微酸、甜。以完整不破、果皮厚、橙黄色或红黄色、皱缩有筋、体重、糖分足者为佳。

瓜蒌皮

【功　效】　清热化痰,利气宽胸。

【性　状】　常切成2至数瓣,边缘向内卷曲,长6~12 cm。外表面橙红色或橙黄色,皱缩,有的有残存果梗;内表面黄白色。质较脆,易折断。具焦糖气,味淡、微酸。

笔记栏

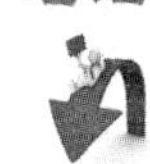

瓜蒌子

【功　效】 润肺化痰,滑肠通便。

【性　状】

1. 栝楼　呈扁平椭圆形。表面淡棕色至棕褐色,平滑,沿边缘有1圈沟纹。顶端较尖,有种脐,基部钝圆或较狭。种皮坚硬;内种皮膜质,灰绿色,子叶2,黄白色,富油性。气微,味淡。

2. 双边栝楼　较大而扁。表面棕褐色,沟纹明显而环边较宽。顶端平截。

(二)山茱萸、枸杞子

山茱萸

【功　效】 补益肝肾,收涩固脱。

【性　状】 呈不规则的片状或囊状,长1~1.5 cm,宽0.5~1 cm。表面紫红色(新鲜)或紫黑色(贮久),皱缩,有光泽。顶端有的可见圆形宿萼痕,基部有果柄痕。质柔软。气微,味酸、涩、微苦。以个大皮肉厚、色紫红、质柔软、油润、无核、味酸者为佳。

枸杞子

【功　效】 滋补肝肾,益精明目。

【性　状】 呈纺锤形或椭圆形,长6~20 mm,直径3~10 mm。表面红色或暗红色,顶端有小突起状的花柱痕,基部有白色的果梗痕。果皮柔韧,皱缩;果肉肉质,柔润。种子20~50粒,类肾形,扁而翘,长1.5~1.9 mm,宽1~1.7 mm,表面浅黄色或棕黄色。气微,嚼之唾液呈红黄色。以粒大、肉厚、籽小、色红、质柔润、味甜者为佳。宁夏的中卫和中宁县的枸杞子量大质优。

(三)桃仁、郁李仁、苦杏仁

桃　仁

【功　效】 活血祛瘀,润肠通便,止咳平喘。

【性　状】

1. 桃仁　呈扁长卵形,长1.2~1.8 cm,宽0.8~1.2 cm,厚0.2~0.4 cm。表面黄棕色至红棕色,密布颗粒状突起。一端尖,中部膨大,另一端钝圆稍偏斜,边缘较薄。尖端一侧有短线形种脐,圆端有颜色略深不甚明显的合点,自合点处散出多数纵向维管束。种皮薄,子叶2,类白色,富油性。气微,味微苦。

笔记栏

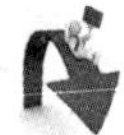

2. 山桃仁　呈类卵圆形，较小而肥厚，长约0.9 cm，宽约0.7 cm，厚约0.5 cm。

均以颗粒饱满、均匀、完整、外皮色棕红、种仁色白富油性者为佳。桃仁优于山桃仁。

郁李仁

【功　效】 润肠通便，下气利水。

【性　状】

1. 小李仁　呈卵形，长5～8 mm，直径3～5 mm。表面黄棕色至淡棕色，一端尖，另一端钝圆。尖端一侧有线形种脐，圆端中央有深色合点，自合点处向上具多条纵向维管束脉纹。种皮薄，子叶2，乳白色，富油性。气微，味微苦。

2. 大李仁　长6～10 mm，直径5～7 mm，表面黄棕色。

均以颗粒饱满、完整、黄白色、不泛油者为佳。

苦杏仁

【功　效】 降气止咳平喘，润肠通便。

【性　状】 呈扁心形，顶端略尖，基部钝圆，肥厚，左右不对称，长1～1.9 cm，宽0.8～1.5 cm，厚0.5～0.8 cm。表面黄棕色至深棕色，有不规则的皱纹。尖端稍下侧边缘有一短棱线痕（种脐），基部有一椭圆形点（合点），种脐与合点间有深色的线形痕（种脊），从合点处分散出许多深棕色的维管束脉纹分布于种皮中。种皮薄，剥去后，内有白色子叶2，富油性。与水共研，产生苯甲醛的特殊香气。气微，味苦。以颗粒均匀、饱满、味苦、完整不碎者为佳。

（四）地肤子、吴茱萸

地肤子

【功　效】 清热利湿，祛风止痒。

【性　状】 呈扁球状五角星形，直径1～3 mm，外被宿存花被。表面灰绿色或浅棕色，周围具膜质小翅5枚，背面中央有微突起的点状果梗痕及放射状脉纹5～10条。剥离花被，可见膜质果皮，半透明。种子扁卵形，长约1 mm，黑色。气微，味微苦。以颗粒饱满、色灰绿、无杂质者为佳。

吴茱萸

【功　效】 散寒止痛，降逆止呕，助阳止泻。

【性　状】 球形或略呈五角状扁球形，直径2～5 mm。表面暗黄绿色至褐色，粗糙，有多数点状突起或凹下的油点。顶端有五角星状的裂隙，基部残留被有黄色茸毛的果梗。质硬而脆，破开后内部黑色，用放大镜观察，边缘显黑色油质麻点（油室），横

笔记栏

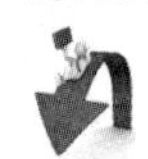

切面可见子房5室,每室有淡黄色种子1粒。气芬香浓郁,味辛辣而苦。用水浸泡果实,有黏液渗出。以颗粒均匀而不开口、饱满坚实、色绿、香气浓烈、枝梗少者为佳。

(五)沙苑子、补骨脂

沙苑子

【功　效】 补肾助阳,固精缩尿,养肝明目。

【性　状】 略呈肾形而稍扁,长2~2.5 mm,宽1.5~2 mm,厚约1 mm。表面光滑,褐绿色或灰褐色,边缘一侧凹入处具圆形种脐。质坚硬,不易破碎,子叶2,淡黄色,胚根弯曲,长约1 mm。气微,味淡,嚼之有豆腥味。开水泡之有香气逸出。以颗粒饱满、绿褐色或灰褐色、个大、肉厚、色红黄、有光泽、去净刺者为佳。

补骨脂

【功　效】 温肾助阳,纳气平喘,温脾止泻;外用消风祛斑。

【性　状】 呈肾形,略扁,长3~5 mm,宽2~4 mm,厚约1.5 mm。表面黑色、墨褐色或灰褐色,凹凸不平,具细微网状皱纹。有时外附绿色膜质宿萼,上有棕色腺点。种子1枚,黄棕色,光滑,种脐位于凹侧的一端,呈突起的点状;另一端有微突起的合点。质坚硬,子叶2,黄白色,富油质。气微香,味辛、微苦。以颗粒饱满均匀、色黑褐、纯净无杂质者为佳。河南、四川所产补骨脂质量为优。

(六)枳实、枳壳、陈皮、青皮、橘核、化橘红、佛手

枳　实

【功　效】 破气消积,化痰散痞。

【性　状】 呈半球形,少数为球形,直径0.5~2.5 cm。外果皮黑绿色或暗棕绿色,具颗粒状突起和皱纹,有明显的花柱残迹或果梗痕。切面中果皮略隆起,厚0.3~1.2 cm,黄白色或黄褐色,边缘有1~2列油室,瓤囊棕褐色。质坚硬。气清香,味苦、微酸。以外果皮黑绿色、果皮厚而肉呈凸起状、质坚实、香气浓者为佳。

枳　壳

【功　效】 理气宽中,行滞消胀。

【性　状】 呈半圆球形,翻口似盆状,直径3~5 cm。外果皮棕褐色至褐色,有颗粒状突起,突起的顶端有凹点状油室;顶端有明显的花柱基痕,基部有果柄痕。横切面中果皮黄白色,光滑而隆起,厚0.4~1.3 cm,边缘散有1~2列点状油室,中央褐色,瓤囊7~12瓣,少数至15瓣,囊内有种子数粒。质坚硬,不易折断。气清香,味苦、微

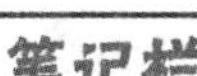
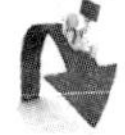

酸。以外皮色绿褐、肉厚瓤小、肉色白净外翻、质坚硬、香气浓者为佳。以产于江西清江、新干最为著名，习称“江枳壳”。

陈　皮

【功　效】 理气健脾，燥湿化痰。

【性　状】

1. 陈皮　常剥成数瓣，基部相连，有的呈不规则的片状，厚 1 ~ 4 mm。外表面橙红色或红棕色，久贮后颜色变深，有细皱纹和凹下的点状油室；内表面浅黄白色，粗糙，附黄白色或黄棕色筋络状维管束。质稍硬而脆。气香，味辛、苦。

2. 广陈皮　常 3 瓣相连，形状整齐，厚度均匀，约 1 mm。点状油室较大，对光照视，透明清晰，质较柔软。气香浓郁。

青　皮

【功　效】 疏肝破气，消积化滞。

【性　状】

1. 个青皮　呈类球形，直径 0.5 ~ 2 cm。表面灰绿色或黑绿色，微粗糙，有细密凹下的油室，顶端有稍突起的柱基，基部有圆形果梗痕。质硬，断面果皮黄白色或淡黄棕色，厚 0.1 ~ 0.2 cm，外缘有油室 1 ~ 2 列，瓤囊 8 ~ 10 瓣，淡棕色。气清香，味酸、苦、辛。

2. 四花青皮　果皮剖成 4 裂片，裂片长椭圆形，长 4 ~ 6 cm，厚 0.1 ~ 0.2 cm。外表面灰绿色或黑绿色，密生多数油室。内表面类白色或黄白色，粗糙，附黄白色或黄棕色小筋络。质稍硬，易折断，断面外缘有油室 1 ~ 2 列。气香，味苦、辛。

橘　核

【功　效】 理气，散结，止痛。

【性　状】 略呈卵形，长 0.8 ~ 1.2 cm，直径 0.4 ~ 0.6 cm。表面淡黄色或淡灰白色，光滑，一侧有种脊棱线，一端钝圆，另一端渐尖呈小柄状。外种皮薄而韧，内种皮菲薄，淡棕色，子叶 2，黄绿色，有油性。气微，味苦。

化橘红

【功　效】 理气宽中，燥湿化痰。

【性　状】

1. 化州柚　呈对折的七角或展的五角星状，单片呈柳叶形，完整者展平后直径 15 ~ 28 cm，厚 0.2 ~ 0.5 cm。外表面黄绿色，密布茸毛，有皱纹及小油室；内表面黄白色或淡黄棕色，有脉络纹。质脆，易折断，断面不整齐，外缘有 1 列不整齐的下凹的油室，内侧稍柔而有弹性。气芳香，味苦、微辛。

2. 柚　外表面黄绿色至黄棕色，无毛。

佛　手

【功　效】 疏肝理气，和胃止痛，燥湿化痰。

【性　状】 类椭圆形或卵圆形的薄片，常皱缩或卷曲，长 6 ~ 10 cm，宽 3 ~ 7 cm，厚 0.2 ~ 0.4 cm。顶端稍宽，由 5 个分果瓣组成，呈放射状排列，直径 7 ~ 12 mm，常裂为单一的分果瓣，分果瓣呈斧状，长 3 ~ 6 mm，背部黄绿色，隆起，有纵棱及多数小刺，并有对称的长刺和短刺各 1 对，两侧面粗糙，有网纹，灰白色。质坚硬，气香，味微甜后苦。

（七）豆蔻、肉豆蔻、草豆蔻

豆　蔻

【功　效】 化湿行气，温中止呕，开胃消食。

【性　状】

1. 原豆蔻　呈类球形，直径 1.2 ~ 1.8 cm。表面黄白色至淡黄棕色，有 3 条较深的纵向槽纹，顶端有突起的柱基，基部有凹下的果柄痕，两端均具浅棕色茸毛。果皮薄，体轻质脆，易纵向裂开，内分 3 室，每室含种子约 10 粒；种子呈不规则多面体，背面略隆起，直径 3 ~ 4 mm，表面暗棕色，有皱纹，并被有残留的假种皮。气芳香，味辛凉略似樟脑。

2. 印尼白蔻　个略小，直径 0.8 ~ 2 cm。表面黄白色，有的微显紫棕色。果皮较薄。种子网直径 3 ~ 7 mm，每室种子 2 ~ 8 粒，种子瘦瘪。气味较弱。

均以个大、饱满、果皮薄而完整、皮色洁白、气味浓者为佳。

肉豆蔻

【功　效】 温中行气，涩肠止泻。

【性　状】 呈卵圆形或椭圆形，长 2 ~ 3 cm，直径 1.5 ~ 2.5 cm。表面灰棕色或灰黄色，有时外被白粉（石灰粉末）。全体有浅色纵行纹及不规则网状沟纹。种脐位于宽端，呈浅色圆形突起，合点呈暗凹陷。种脊呈纵沟状，连接两端。质坚，断面显棕黄色相杂的大理石花纹，宽端可见干燥皱缩的胚，富油性。气香浓烈，味辛。以个大、体重坚实、表面光滑、破开后油性足、香气浓者为佳。

草豆蔻

【功　效】 燥湿行气，温中止呕。

【性　状】 呈类球形种子团，略呈钝三棱形，直径 1.5 ~ 2.7 cm。表面灰褐色，略光滑，粘连紧密。种子为卵圆状多面体形，长 0.3 ~ 0.5 cm，直径约 0.3 cm，外被淡棕

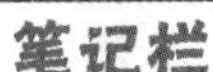
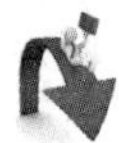

色膜质假种皮，种脊为1条纵沟，一端有种脐；质硬，将种子沿种脊纵剖两瓣，纵断面观呈斜心形，种皮沿种脊向内伸入部分约占整个表面积的1/2；胚乳灰白色。气香，味辛、微苦。以种子团粒大、饱满、坚实不散、均匀整齐、气味浓者为佳。

（八）金樱子、苍耳子

金樱子

【功　效】 固精缩尿，固崩止带，涩肠止泻。

【性　状】 呈倒卵形，略似花瓶，长2～3.5 cm，直径1～2 cm。表面红黄色或红棕色，全身被有突起的棕色刺状小点，系毛刺脱落后的残基。顶端有盘状花萼残基，中央有黄色柱基，下部渐尖。质硬。切开后，花托壁厚1～2 mm，内有多数淡黄色坚硬的小瘦果，内壁及瘦果均有淡黄色的茸毛。气微，味甘、微涩。以个大、肉厚、色红黄、有光泽、去净刺者为佳。

苍耳子

【功　效】 散风寒，通鼻窍，祛风湿。

【性　状】 呈纺锤形或卵圆形，长1～1.5 cm，直径0.4～7 cm。表面黄棕色或黄绿色，全体有钩刺，顶端有2枚较粗的刺，分离或相连，基部有果梗痕。质硬而韧，横切面中间有纵隔膜，2室，各有1瘦果。瘦果呈纺锤形，一面较平坦，顶端有一突起的花柱基，果皮薄，灰黑色，具纵纹。种皮膜质，浅灰色，子叶2，有油性。气微，味微苦。以粒大、均匀、饱满、内仁充实、外皮绿黄者为佳。

（九）牛蒡子、牵牛子、韭菜子

牛蒡子

【功　效】 疏散风热，宣肺透疹，解毒利咽。

【性　状】 呈长倒卵形，略扁，微弯曲，长5～7 mm，宽2～3 mm。表面灰褐色，散有紫黑色斑点，有数条纵棱，通常中间1～2条较明显。顶端钝圆，稍宽，顶面具圆环，中间有点状花柱残迹；基部略窄，着生面色较淡。果皮较硬，子叶2，淡黄白色，富油性。气微，味苦后微辛而稍麻舌。以粒大、饱满、色灰褐、无杂质者为佳。

牵牛子

【功　效】 泻水通便，消痰涤饮，杀虫攻积。

【性　状】 呈橘瓣状，长4～8 mm，宽3～5 mm。表面灰黑色（黑丑）或淡黄白色（白丑），背面有1条浅纵沟，腹面棱线的下端有一点状种脐，微凹。质硬，横切面可见

笔记栏

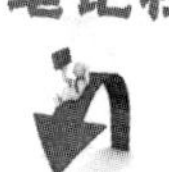

淡黄色或黄绿色皱缩折叠的子叶，微显油性。水浸后种皮呈龟裂状，有明显的黏滑感。气微，味辛、苦，有麻舌感。以颗粒饱满、无果壳者为佳。

韭菜子

【功　效】温补肝肾，壮阳固精。

【性　状】呈半圆形或半卵圆形，略扁，长2～4 mm，宽1.5～3 mm。表面黑色，一面突起，粗糙，有细密的网状皱纹，另一面微凹，皱纹不甚明显。顶端钝，基部稍尖，有点状突起的种脐。质硬。气特异，味微辛。

（十）青葙子、车前子、王不留行、千金子

青葙子

【功　效】清肝泻火，明目退翳。

【性　状】呈扁圆形，少数呈圆肾形，直径1～1.5 mm。表面黑色或红黑色，光亮，中间微隆起，侧边微凹处有种脐。表面于放大镜下观察可见网状纹理，种子易粘手，种皮薄而脆。气微，味淡。以颗粒饱满、色黑、光亮者为佳。

车前子

【功　效】清热利尿通淋，渗湿止泻，明目，祛痰。

【性　状】呈椭圆形、不规则长圆形或三角状长圆形，略扁，长约2 mm，宽约1 mm。表面黄棕色至黑褐色，有纵皱纹，一面有灰白色凹陷的点状种脐。质硬。气微，味淡。以种子饱满、表面黄棕色、杂质少者为佳。

王不留行

【功　效】活血通经，下乳消肿，利尿通淋。

【性　状】呈圆球形。表面黑色，少数未成熟者为棕红色，略有光泽。置放大镜下观察，种皮外有均匀分布的颗粒状突起，肿脐近圆形，下陷，一侧有一凹陷的浅沟。质地坚硬，破开后胚乳白色，胚弯曲成环，子叶2。气微，味微涩、苦。以颗粒均匀、饱满、色黑者为佳。

千金子

【功　效】泻下逐水，破血消症；外用疗癣蚀疣。

【性　状】呈椭圆形或倒卵形，长约5 mm，直径约4 mm。表面灰棕色或灰褐色，具不规则网状皱纹，网孔凹陷处灰黑色，形成细斑点，一侧有纵沟状种脊，顶端为突起的合点，下端为线形种脐，基部有类白色突起的种阜或脱落后的疤痕。种皮薄脆，种仁

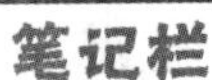

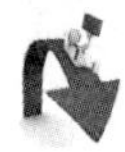

白色或黄白色，富油性。气微，味辛。

（十一）小茴香、蛇床子

小茴香

【功　效】　散寒止痛，理气和胃。

【性　状】　双悬果，呈圆柱形，有的稍弯曲，长4～8 mm，直径1.5～2.5 mm。表面黄绿色或淡绿色，两端略尖，顶端残留有黄棕色突起的柱基，基部有时有细小的果梗。分果呈长椭圆形，背面有纵棱5条，接合面平坦而较宽。横切面略呈五边形，背面的四边约等长。有特异香气，味微甜、辛。以颗粒饱满、色黄绿、气香浓者为佳。

蛇床子

【功　效】　燥湿祛风，杀虫止痒，温肾壮阳。

【性　状】　双悬果，呈椭圆形，长2～4 mm，直径约2 mm。表面灰黄色或灰褐色，顶端有2枚向外弯曲的柱基，基部偶有细梗。分果的背面有薄而突起的纵棱5条，接合面平坦，有2条棕色略突起的纵棱线。果皮松脆，揉搓易脱落。种子细小，灰棕色，显油性。气香，味辛凉，有麻舌感。

（十二）菟丝子、莱菔子、芥子、葶苈子

菟丝子

【功　效】　补益肝肾，固精缩尿，安胎，明目，止泻；外用消风祛斑。

【性　状】　呈类球形，直径1～2 mm。表面灰棕色或棕褐色，粗糙，具细密突起的小点，种脐线形或扁圆形。质坚实，不易以指甲压碎。用开水浸泡，表面有黏性，加热煮至种皮破裂时露出白色卷旋状的胚，形如吐丝。气微，味淡。以颗粒饱满、质坚实、灰棕色或黄棕色者为佳。

莱菔子

【功　效】　消食除胀，降气化痰。

【性　状】　本品呈类卵圆形或椭圆形，稍扁。表面黄棕色、白色、红棕色或灰棕色。一端有深棕色圆形种脐，一侧有数条纵沟。种皮薄而脆，子叶2，黄白色，有油性。气微，味淡、微苦辛。

芥　子

【功　效】　温肺豁痰利气，散结通络止痛。

笔记栏

【性　状】

1. 白芥子　呈圆球形,直径1.5~2.5 mm。表面灰白色至淡黄色,具细微的网纹,一端有暗色明显的小点状种脐。种皮薄而脆,破开后内有白色折叠的子叶,有油性。气微,味辛辣。

2. 黄芥子　较小,直径1~2 mm。表面黄色至棕黄色,少数呈暗红棕色。研碎后加水浸湿,则产生辛烈的特异臭气。气微,味极辛辣。

均以颗粒均匀、饱满、色黄色、无杂质者为佳。

葶苈子

【功　效】　泻肺平喘,行水消肿。

【性　状】

1. 南葶苈子　呈长圆形而略扁,长0.8~1.2 mm,宽约0.5 mm。外表面棕色或红棕色,微有光泽,具纵沟2条,其中一条较为明显。一端钝圆,另一端微凹或较平截,种脐类白色,位于凹入端或平截处。压碎后富油性。气微,味微辛、苦,略带黏性。加水浸泡后,种子外层透明状黏液层薄,厚度为种子宽度的1/5以下,膨胀度不得低于3。

2. 北葶苈子　呈扁卵形,长1~1.5 mm,宽0.5~1 mm。一端钝圆;另一端尖而微凹,种脐位于凹入端。味微辛辣,遇水黏性较强。加水浸泡后,种子外层透明状黏液层较厚,厚度可超过种子宽度的1/2,膨胀度不得低于1。

均以颗粒均匀、饱满、色红棕、有光泽、黏性强、无杂质者为佳。

(十三)槟榔、大腹皮

槟　榔

【功　效】　杀虫,消积,行气,利水,截疟。

【性　状】

1. 个子药　呈扁球形或圆锥形,高1.5~3.5 cm,底部直径1.5~3 cm。表面淡黄棕色或淡红棕色,粗糙,具稍凹下的网状沟纹,常附着少量灰白色内果皮碎片,底部中心有圆形凹陷的珠孔,其旁边有一新月形或三角形的疤痕状种脐,并有维管束痕迹。质坚硬,不易破碎,断面可见棕色种皮与白色胚乳相间的大理石样花纹。气微,味涩、微苦。

2. 饮片　为类圆形薄片,切面呈棕白相间的大理石样花纹;周边淡黄棕色或红棕色。质坚脆易碎。

大腹皮

【功　效】　行气宽中,行水消肿。

【性　状】

1. 大腹皮　略呈椭圆形或长卵形瓢状,长4~7 cm,宽2~3.5 cm,厚0.2~

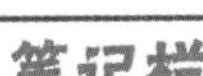
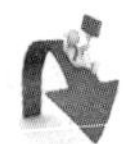

0.5 cm。外果皮深棕色至近黑色，具不规则的纵皱纹及隆起的横纹，顶端有花柱残痕，基部有果梗及残存萼片；内果皮凹陷，褐色或深棕色，光滑呈硬壳状。体轻，质硬，纵向撕裂后可见中果皮纤维。气微，味微涩。

2. 大腹毛　略呈椭圆形或瓢状。外果皮多已脱落或残存；中果皮棕毛状，黄白色或淡棕色，疏松质柔；内果皮硬壳状，黄棕色或棕色，内表面光滑，有时纵向破裂。气微，味淡。

（十四）胡芦巴、女贞子

葫芦巴

【功　效】 温肾助阳，散寒止痛。

【性　状】 种子长圆状卵形，长 3 ~ 5 mm，宽 2 ~ 3 mm，棕褐色，表面凹凸不平。

女贞子

【功　效】 滋补肝肾，明目乌发。

【性　状】 呈卵形、椭圆形或肾形，长 6 ~ 8.5 mm，直径 3.5 ~ 5.5 mm。表面黑紫色或灰黑色，皱缩不平，基部有柄痕或具宿萼及短果柄。体轻。外果皮薄；中果皮较松软，易剥离；内果皮木质，黄棕色，具纵棱。破开后种子通常为 1 粒，肾形，紫黑色，油性。气微，味甘、微苦涩。以粒大、饱满、色灰黑、质坚实者为佳。

（十五）薏苡仁、芡实

薏苡仁

【功　效】 利水渗湿，健脾止泻，解毒散结，除痹，排脓。

【性　状】 呈宽卵形或长椭圆形，长 4 ~ 8 mm，宽 3 ~ 6 mm。表面乳白色，光滑，偶有残存的黄褐色种皮，一端钝圆，另一端较宽而微凹，有一淡棕色点状种脐，背面圆凸，腹面有 1 条较宽而深的纵沟。质坚实，断面白色，粉性。气微，味微甜。

芡　实

【功　效】 益肾固精，补脾止泻，除湿止带。

【性　状】 呈类球形，多为破粒，完整者直径 5 ~ 8 mm。表面有棕红色内种皮，一端黄白色，约占全体 1/3，有凹点状的种脐痕，除去内种皮显白色。质较硬，断面白色，粉性。气微，味淡。

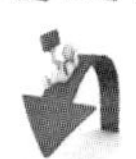

（十六）火麻仁、紫苏子

火麻仁

【功　效】 润肠通便。

【性　状】 呈卵圆形，长4～5.5 mm，直径2.5～4 mm。表面灰绿色或灰黄色，有微细的白色或棕色网纹，两边有棱，顶端略尖，基部有一圆形果梗痕。果皮薄而脆，易破碎。种皮绿色，子叶2，乳白色，富油性。气微，味淡。

紫苏子

【功　效】 降气化痰，止咳平喘，润肠通便。

【性　状】 呈卵圆形或者类球形，直径约1.5 mm。表面灰棕色或灰褐色，有微隆起的暗紫色网纹，基部稍尖，有灰白色点状果梗痕。果皮薄而脆，易压碎。种子黄白色，种皮膜质，子叶2，类白色，有油性。压碎有香气，味微辛。

（十七）鹤虱、青果

鹤　虱

【功　效】 杀虫消积。

【性　状】 呈圆柱形，细小，长3～4 mm，直径不及1 mm。表面黄褐色或暗褐色，具多数纵棱。顶端收缩呈细喙状，先端扩展成灰白色圆环；基部稍尖，有着生痕迹。果皮薄，纤维性，种皮菲薄透明，子叶2，类白色，稍有油性。气特异，味微苦。以颗粒均匀、饱满、嚼之有黏性、表面有光泽者为佳。

青　果

【功　效】 清热解毒，利咽，生津。

【性　状】 表面棕黄色或黑褐色，有不规则皱纹。果肉灰棕色或棕褐色，质硬。果核梭形，暗红棕色，具纵棱；内分3室，各有种子1粒。气微，果肉味涩，久嚼微甜。

（十八）莲子、白扁豆

莲　子

【功　效】 补脾止泻，止带，益肾涩精，养心安神。

【性　状】 略呈椭圆形或类球形，长1.2～1.8 cm，直径0.8～1.4 cm。表面淡黄

笔记栏

棕色至红棕色，有细纵纹和较宽的脉纹，一端中心呈乳头状突起，深棕色，多有裂口，其周边略下陷。质硬，种皮薄，不易剥离。子叶2，黄白色，肥厚，中有空隙，具绿色莲子心。气微，味甘、微涩；莲子心味苦。

白扁豆

【功　效】 健脾化湿，和中消暑。

【性　状】 呈扁椭圆形或扁卵圆形，长8～13 mm，宽6～9 mm，厚约7 mm。表面淡黄白色或淡黄色，平滑，略有光泽，一侧边缘有隆起的白色眉状种阜。质坚硬，种皮薄而脆，子叶2，肥厚，黄白色。气微，味淡，嚼之有豆腥气。

（十九）连翘、使君子、栀子

连　翘

【功　效】 清热解毒，消肿散结，疏散风热。

【性　状】 呈长卵形至卵形，稍扁，长1.5～2.5 cm，直径0.5～1.3 cm。表面有不规则的纵皱纹及多数突起的小斑点，两面各有1条明显的纵沟。顶端锐尖，基部有小果柄或已脱落。青翘多不开裂，表面绿褐色，突起的灰白色小斑点较少；质硬；种子多数，黄绿色，细长，一侧有翅。老翘自顶端开裂或裂成两瓣，表面黄棕色或红棕色，内表面多为浅黄棕色，平滑，具一纵隔；质脆；种子棕色，多已脱落。气微香，味苦。青翘以色墨绿、不开裂者为佳；老翘以色黄、壳厚、无种子、纯净者为佳。

使君子

【功　效】 杀虫消积。

【性　状】 呈长圆形或卵圆形，长2.5～4 cm，直径2～2.5 cm。表面黑褐色至紫黑色，略具光泽，有5～6条纵棱线及不规则的皱纹，基部有圆形果梗痕。质坚实。果肉厚0.2～0.4 cm，黄棕色或黄褐色。果核长1.5～2.5 cm，直径1～1.5 cm，浅黄色，粗糙，坚硬。种子狭长纺锤形，长约2 cm，直径约1 mm，种皮黄棕色，子叶2，白色，相互重叠卷旋。气微，味酸涩后甜。以个大、均匀、肉厚、质坚实、表面黄棕色、微皱、有光泽、味酸者为佳。

栀　子

【功　效】 泻火除烦，清热利湿，凉血止痛；外用消肿止痛。

【性　状】 呈长卵圆形或椭圆形，长1.5～3.5 cm，直径1～1.5 cm。表面红黄色或棕红色，具6条翅状纵棱，棱间常有1条明显的纵脉纹，并有分枝。顶端残存萼片，基部稍尖，有残留果梗。果皮薄而脆，略有光泽；内表面较浅，有光泽，具2～3条隆起的假隔膜。种子多数，扁卵圆形，集结成团，深红色或红黄色表面密具细小疣状突起。

笔记栏

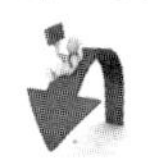

气微，味微酸而苦。以皮薄、饱满、内外色红黄、无破碎者为佳。

（二十）草果、益智

草　果

【功　效】　燥湿温中，截疟除痰。

【性　状】　呈长椭圆形，具三钝棱，长2～4 cm，直径1～2.5 cm。表面灰棕色至红棕色，具纵沟及棱线，顶端有圆形突起的柱基，基部有果梗或果梗痕。果皮质坚韧，易纵向撕裂。剥去外皮，中间有黄棕色隔膜，将种子团分成3瓣，每瓣有种子，多为8～11粒。种子呈圆锥状多面体，直径约0.5 cm；表面红棕色，外被灰白色膜质假种皮，种脊为1条纵沟状，尖端有凹陷的种脐；质硬，胚乳灰白色。具特异香气，味辛、微苦。以个大、饱满、颗粒均匀、色红棕、无破裂、气味浓者为佳。

益　智

【功　效】　暖肾固精缩尿，温脾止泻摄唾。

【性　状】　呈椭圆形，两端略尖，长1.2～2 cm，直径1～1.3 cm。表面棕色或灰棕色，有纵向凹凸不平的突起棱线13～20条，顶端有花被残基，基部常残存果梗。果皮薄而稍韧，与种子紧贴，种子集结成团，中有隔膜将种子团分为3瓣，每瓣有种子6～11粒。种子呈不规则的扁圆形，略有钝棱，直径约3 mm，表面灰褐色或灰黄色，外被淡棕色膜质的假种皮；质硬，胚乳白色。有特异香气，味辛、微苦。以个大饱满、无破裂、气味浓者为佳。

（二十一）乌梅、诃子

乌　梅

【功　效】　敛肺，涩肠，生津，安蛔。

【性　状】　类球形或扁圆形，直径1.5～3 cm。表面乌黑色至棕黑色，皱缩不平，基部有圆形果柄痕。果肉质柔软，可剥离。果核坚硬，椭圆形，棕黄色，表面凹凸不平，有众多洞穴及网状纹理，内含淡黄色种仁1粒，扁卵形。果肉稍有特异酸气及烟熏气，气微，味极酸。以个大、核小柔润、肉厚、外皮乌黑色、不破裂、味极酸者为佳。

诃　子

【功　效】　涩肠止泻，敛肺止咳，降火利咽。

【性　状】　呈长圆形或卵圆形，长2～4 cm，直径2～2.5 cm。表面黄棕色或暗棕色，略具光泽，有5～6条纵棱线及不规则的皱纹，基部有圆形果梗痕。质坚实。果肉

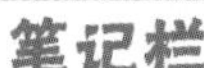
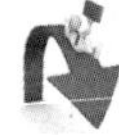

厚0.2～0.4 cm，黄棕色或黄褐色。果核长1.5～2.5 cm，直径1～1.5 cm，浅黄色，粗糙，坚硬。种子呈狭长纺锤形，长约1 cm，直径2～4 mm，种皮黄棕色，子叶2，白色，相互重叠卷旋。气微，味酸涩后甜。以个大、均匀、肉厚、质坚实、表面黄棕色、微皱、有光泽、味酸者为佳。

（二十二）路路通、蒺藜

路路通

【功　效】 祛风活络，利水，通经。

【性　状】 为聚花果，由多数小蒴果集合而成，呈球形，直径2～3 cm，基部有总果梗。表面灰棕色或棕褐色，有多数尖刺及喙状小钝刺，长0.5～1 mm，常折断，小蒴果顶部开裂，呈蜂窝状小孔。体轻，质硬，不易破开。气微，味淡。

蒺　藜

【功　效】 平肝解郁，活血祛风，明目，止痒。

【性　状】 由5个分果瓣组成，呈放射状排列，直径7～12 mm。常裂为单一的分果瓣，分果瓣呈斧状，长3～6 mm，背部黄绿色，隆起，有纵棱及多数小刺，并有对称的长刺和短刺各1对。两侧面粗糙，有网纹，灰白色。质坚硬，气微，味苦、辛。

任务二　自主完成组

1. 需要自主完成的果实类及种子类中药　共24种，分别为五味子、木瓜、山楂、决明子、砂仁、酸枣仁、夏枯草、覆盆子、槐角、马兜铃、鸦胆子、白果、柏子仁、蔓荆子、胡椒、淡豆豉、胖大海、川楝子、石榴皮、锦灯笼、罗汉果、丝瓜络、木蝴蝶、木鳖子。

2. 要求　请扫描左方二维码，按顺序完成药材辨识，依次书写功效、性状鉴别要点。

果实类及种子类中药
自主学习药材图片

项目五　全草类中药（37种）

全草类中药共37种，分别为麻黄、木贼、广金钱草、金钱草、垂盆草、萹蓄、地锦草、马齿苋、半枝莲、半边莲、泽兰、佩兰、广藿香、荆芥、香薷、薄荷、车前草、马鞭草、紫花地丁、蒲公英、穿心莲、青蒿、石斛、伸筋草、益母草、肉苁蓉、茵陈、淡竹叶、豨莶草、瞿麦、锁阳、小蓟、紫苏梗、鱼腥草、仙鹤草、墨旱莲、荆芥穗。

笔记栏

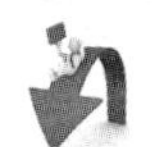

全草类中药相似药材图片

任务一　相似药材组

(一)麻黄、木贼

麻　黄

【功　效】 发汗散寒,宣肺平喘,利水消肿。

【性　状】

1. 草麻黄　呈细长圆柱形,少分枝,直径1～2 mm。有的带少量棕色木质茎。表面淡绿色至黄绿色,有细纵脊线,触之微有粗糙感。节明显,节间长2～6 cm。节上有膜质鳞叶,长3～4 mm;裂片2(稀3),锐三角形,先端灰白色,反曲,基部联合成筒状,红棕色。体轻,质脆,易折断,断面略呈纤维性,周边绿黄色,髓部红棕色,近圆形。气微香,味涩、微苦。

2. 中麻黄　多分枝,直径1.5～3 mm,有粗糙感。节上膜质鳞叶长2～3 mm,裂片3(稀2),先端锐尖。断面髓部呈三角状圆形。

3. 木贼麻黄　较多分枝,直径1～1.5 mm,无粗糙感。节间长1.5～3 cm。膜质鳞叶长1～2 mm;裂片2(稀3),上部为短三角形,灰白色,先端多不反曲,基部棕红色至棕黑色。

木　贼

【功　效】 疏散风热,明目退翳。

【性　状】 呈长管状,不分枝,长40～60 cm,直径0.2～0.7 cm。表面灰绿色或黄绿色,有18～30条纵棱,棱上有多数细小光亮的疣状突起;节明显,节间长2.5～9 cm,节上着生筒状鳞叶,叶鞘基部和鞘齿黑棕色,中部淡棕黄色。体轻,质脆,易折断。断面中空,周边有多数圆形的小空腔。气微,味甘淡、微涩,嚼之有沙粒感。

(二)广金钱草、金钱草

广金钱草

【功　效】 利湿退黄,利尿通淋。

【性　状】 茎呈圆柱形,长可达1 m;密被黄色伸展的短柔毛;质稍脆,断面中部有髓。叶互生,小叶1或3,圆形或矩圆形,直径2～4 cm;先端微凹,基部心形或钝圆,全缘;上表面黄绿色或灰绿色,无毛,下表面具灰白色紧贴的茸毛,侧脉羽状;叶柄长1～2 cm,托叶1对,披针形,长约0.8 cm。气微香,味微甘。

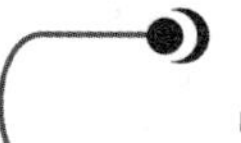

笔记栏

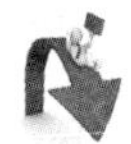

金钱草

【功　效】 利湿退黄，利尿通淋，解毒消肿。

【性　状】 常缠结成团，无毛或被疏柔毛。茎扭曲，表面棕色或暗棕红色，有纵纹，下部茎节上有时具须根，断面实心。叶对生，多皱缩，展平后呈宽卵形或心形，长1~4 cm，宽1~5 cm，基部微凹，全缘；上表面灰绿色或棕褐色，下表面色较浅，主脉明显突起，用水浸后，对光透视可见黑色或褐色条纹；叶柄长1~4 cm。有的带花，花黄色，单生叶腋，具长梗。蒴果球形。气微，味淡。

（三）垂盆草、萹蓄

垂盆草

【功　效】 利湿退黄，清热解毒。

【性　状】 茎纤细，长可达20 cm以上，部分节上可见纤细的不定根。3叶轮生，叶片倒披针形至矩圆形，绿色，肉质，长1.5~2.8 cm，宽0.3~0.7 cm，先端近急尖，基部急狭，有距。气微，味微苦。

萹　蓄

【功　效】 利尿通淋，杀虫，止痒。

【性　状】 茎呈圆柱形而略扁，有分枝，长15~40 cm，直径0.2~0.3 cm。表面灰绿色或棕红色，有细密微突起的纵纹；节部稍膨大，有浅棕色膜质的托叶鞘，节间长约3 cm。质硬，易折断，断面髓部白色。叶互生，近无柄或具短柄，叶片多脱落或皱缩、破碎，完整者展平后呈披针形，全缘，两面均呈棕绿色或灰绿色。气微，味微苦。

（四）地锦草、马齿苋

地锦草

【功　效】 清热解毒，凉血止血，利湿退黄。

【性　状】

1. 地锦　常皱缩卷曲，根细小。茎细，呈叉状分枝，表面紫红色，光滑无毛或疏生白色细柔毛；质脆，易折断，断面黄白色，中空。单叶对生，具淡红色短柄或几无柄；叶片多皱缩或已脱落，展平后呈长椭圆形，长5~10 mm，宽4~6 mm；绿色或带紫红色，通常无毛或疏生细柔毛；先端钝圆，基部偏斜，边缘具小锯齿或呈微波状。杯状聚伞花序腋生，细小。蒴果三棱状球形，表面光滑。种子细小，卵形，褐色。气微，味微涩。

2. 斑地锦　叶上表面具红斑。蒴果被稀疏白色短柔毛。

笔记栏

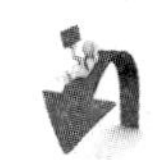

马齿苋

【功　效】 清热解毒,凉血止血,止痢。

【性　状】 多皱缩卷曲,常结成团。茎圆柱形,长可达30 cm,直径0.1~0.2 cm,表面黄褐色,有明显纵沟纹。叶对生或互生,易破碎,完整叶片倒卵形,长1~2.5 cm,宽0.5~1.5 cm,绿褐色,先端钝平或微缺,全缘。花小,3~5朵生于枝端,花瓣5,黄色。蒴果圆锥形,长约5 mm,内含多数细小种子。

(五)半枝莲、半边莲

半枝莲

【功　效】 清热解毒,化瘀利尿。

【性　状】 长15~35 cm,无毛或花轴上疏被毛。根纤细。茎丛生,较细,方柱形;表面暗紫色或棕绿色。叶对生,有短柄;叶片多皱缩,展平后呈三角状卵形或披针形,长1.5~3 cm,宽0.5~1 cm;先端钝,基部宽楔形,全缘或有少数不明显的钝齿;上表面暗绿色,下表面灰绿色。花单生于茎枝上部叶腋,花萼裂片钝或较圆;花冠二唇形,棕黄色或浅蓝紫色,长约1.2 cm,被毛。果实扁球形,浅棕色。气微,味微苦。

半边莲

【功　效】 清热解毒,利尿消肿。

【性　状】 常缠结成团。根茎极短,直径1~2 mm;表面淡棕黄色,平滑或有细纵纹。根细小,黄色,侧生纤细须根。茎细长,有分枝,灰绿色,节明显,有的可见附生的细根。叶互生,无柄,叶片多皱缩,绿褐色,展平后叶片呈狭披针形,长1~2.5 cm,宽0.2~0.5 cm,边缘具疏而浅的齿或全缘。花梗细长,花小,单生于叶腋,花冠基部筒状,上部5裂,偏向一边,浅紫红色,花冠筒内有白色茸毛。气微特异,味微甘而辛。

(六)泽兰、佩兰

泽　兰

【功　效】 活血调经,祛瘀消痈,利水消肿。

【性　状】 茎呈方柱形,少分枝,四面均有浅纵沟,长50~100 cm,直径0.2~0.6 cm。表面黄绿色或带紫色,节处紫色明显,有白色茸毛;质脆,断面黄白色,髓部中空。叶对生,有短柄或近无柄;叶片多皱缩,展平后呈披针形或长圆形,长5~10 cm;上表面黑绿色或暗绿色,下表面灰绿色,密具腺点,两面均有短毛;先端尖,基部渐狭,

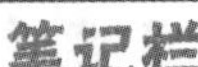
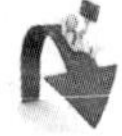

边缘有锯齿。轮伞花序腋生,花冠多脱落,苞片和花萼宿存,小包片披针形,有缘毛,花萼钟形,5 齿。气微,味淡。

佩　兰

【功　效】 芳香化湿,醒脾开胃,发表解暑。

【性　状】 茎呈圆柱形,长 30 ~ 100 cm,直径 0.2 ~ 0.5 cm。表面黄棕色或黄绿色,有的带紫色,有明显的节和纵棱线。质脆。断面髓部白色或中空。叶对生,有柄,叶片多皱缩、破碎,绿褐色;完整叶片 3 裂或不分裂,分裂者中间裂片较大,展平后呈披针形或长圆状披针形,基部狭窄,边缘有锯齿;不分裂者展平后呈卵圆形、卵状披针形或椭圆形。气芳香,味微苦。

(七)广藿香、荆芥、香薷、薄荷

广藿香

【功　效】 芳香化浊,和中止呕,发表解暑。

【性　状】 茎略呈方柱形,多分枝,枝条稍曲折,长 30 ~ 60 cm,直径 0.2 ~ 0.7 cm。表面被柔毛。质脆,易折断,断面中部有髓。老茎类圆柱形,直径 1 ~ 1.2 cm,被灰褐色栓皮。叶对生,皱缩成团,展平后叶片呈卵形或椭圆形,长 4 ~ 9 cm,宽 3 ~ 7 cm;两面均被灰白色茸毛;先端短尖或钝圆,基部楔形或钝圆,边缘具大小不规则的钝齿;叶柄细,长 2 ~ 5 cm,被柔毛。气香特异,味微苦。

荆　芥

【功　效】 解表散风,透疹,消疮。

【性　状】 茎呈方柱形,上部有分枝,长 50 ~ 80 cm,直径 0.2 ~ 0.4 cm。表面淡黄绿色或淡紫红色,被短柔毛。体轻,质脆,断面类白色。叶对生,多已脱落,叶片 3 ~ 5 羽状分裂,裂片细长。穗状轮伞花序顶生,长 2 ~ 9 cm,直径约 0.7 cm。花冠多脱落,宿萼钟状,先端 5 齿裂,淡棕色或黄绿色,被短柔毛。小坚果棕黑色。气芳香,味微涩而辛凉。

香　薷

【功　效】 发汗解表,化湿和中。

【性　状】

1. 青香薷　长 30 ~ 50 cm,基部紫红色,上部黄绿色或淡黄色,全体密被白色茸毛。茎方柱形,基部类圆形,直径 1 ~ 2 mm,节明显,节间长 4 ~ 7 cm;质脆,易折断。叶对生,多皱缩或脱落,叶片展平后呈长卵形或披针形,暗绿色或黄绿色,边缘有 3 ~ 5 疏浅锯齿。穗状花序顶生及腋生,苞片圆卵形或圆倒卵形,脱落或残存;花萼宿存,钟状,

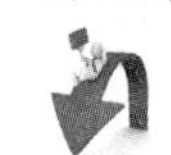

淡紫红色或灰绿色,先端5裂,密被茸毛。小坚果4,直径0.7~1.1 mm,近圆球形,具网纹。气清香而浓,味微辛而凉。

2. 江香薷　长55~66 cm。表面黄绿色,质较柔软。边缘有5~9疏浅锯齿。果实直径0.9~1.4 mm,表面具疏网纹。

薄　荷

【功　效】 疏散风热,清利头目,利咽透疹,疏肝行气。

【性　状】 茎呈方柱形,有对生分枝,长15~40 cm,直径0.2~0.4 cm。表面紫棕色或淡绿色,棱角处具茸毛,节间长2~5 cm。质脆,断面白色,髓部中空。叶对生,有短柄;叶片皱缩卷曲,完整者展平后呈宽披针形、长椭圆形或卵形,长2~7 cm,宽1~3 cm;上表面深绿色,下表面灰绿色,稀被茸毛,有凹点状腺鳞。轮伞花序腋生,花萼钟状,先端5齿裂,花冠淡紫色。揉搓后有特殊清凉香气,味辛凉。

(八)车前草、马鞭草

车前草

【功　效】 清热利尿通淋,祛痰,凉血,解毒。

【性　状】

1. 车前　根丛生,须状。叶基生,具长柄;叶片皱缩,展平后呈卵状椭圆形或宽卵形,长6~13 cm,宽2.5~8 cm;表面灰绿色或污绿色,具明显弧形脉5~7条;先端钝或短尖,基部宽楔形,全缘或有不规则波状浅齿。穗状花序数条,花茎长。蒴果盖裂,萼宿存。气微香,味微苦。

2. 平车前　主根直而长。叶片较狭,长椭圆形或椭圆状披针形,长5~14 cm,宽2~3 cm。

马鞭草

【功　效】 活血散瘀,解毒,利水,退黄,截疟。

【性　状】 茎呈方柱形,多分枝,四面有纵沟,长0.5~1 m;表面绿褐色,粗糙;质硬而脆,断面有髓或中空。叶对生,皱缩,多破碎,绿褐色,完整者展平后叶片3深裂,边缘有锯齿。穗状花序细长,有小花多数。气微,味苦。

(九)紫花地丁、蒲公英

紫花地丁

【功　效】 清热解毒,凉血消肿。

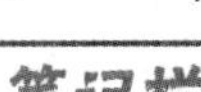

笔记栏

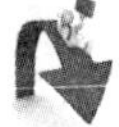

【性　状】 多皱缩成团。主根长圆锥形，直径 1～3 mm，淡黄棕色，有细纵皱纹。叶基生，灰绿色，展平后叶片呈披针形或卵状披针形，长 1.5～6 cm，宽 1～2 cm；先端钝，基部截形或稍心形，边缘具钝锯齿，两面有毛；叶柄细，长 2～6 cm，上部具明显狭翅。花茎纤细；花瓣 5，紫堇色或淡棕色；花距细管状。蒴果椭圆形或 3 裂，种子多数，淡棕色。气微，味微苦而稍黏。

蒲公英

【功　效】 清热解毒，消肿散结，利尿通淋。

【性　状】 呈皱缩卷曲的团块。根呈圆锥状，多弯曲，长 3～7 cm；表面棕褐色，皱缩；根头部有棕褐色或黄白色的茸毛，有的已脱落。叶基生，多皱缩破碎，完整叶片呈倒披针形，绿褐色或暗灰绿色，先端尖或钝，边缘浅裂或羽状分裂，基部渐狭，下延呈柄状，下表面主脉明显。花茎 1 至数条，每条顶生头状花序，总苞片多层，内面一层较长，花冠黄褐色或淡黄白色。有的可见多数具白色冠毛的长椭圆形瘦果。气微，味微苦。

任务二　自主完成组

1. 需要自主完成的全草类中药　共 17 种，分别为穿心莲、青蒿、石斛、伸筋草、益母草、肉苁蓉、茵陈、淡竹叶、豨莶草、瞿麦、锁阳、小蓟、紫苏梗、鱼腥草、仙鹤草、墨旱莲、荆芥穗。

2. 要求　请扫描左方二维码，按顺序完成药材辨识，依次书写功效、性状鉴别要点。

全草类中药自主学习药材图片

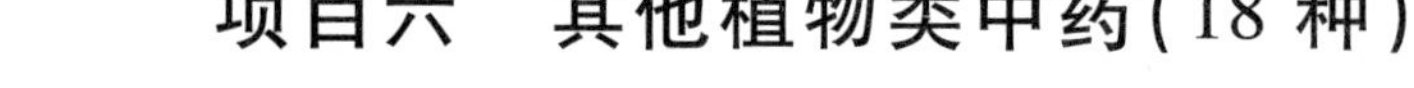

项目六　其他植物类中药(18 种)

其他植物类中药共 18 种，分别为茯苓、猪苓、乳香、没药、血竭、芦荟、儿茶、海藻、昆布、雷丸、灵芝、青黛、五倍子、天竺黄、海金沙、冰片、马勃、冬虫夏草。

任务一　相似药材组

其他植物类中药相似药材图片

(一)茯苓、猪苓

茯　苓

【功　效】 利水渗湿，健脾，宁心。

【性　状】

1. 茯苓个　呈类球形、椭圆形、扁圆形或不规则团块，大小不一。外皮薄而粗糙，棕褐色至黑褐色，有明显的皱缩纹理。体重，质坚实。断面颗粒性，有的具裂隙，外层淡棕色,内部白色,少数淡红色,有的中间抱有松根。气微,味淡,嚼之粘牙。

2. 茯苓块　为去皮后切制的茯苓,呈立方块状或方块状厚片,大小不一。白色、淡红色或淡棕色。

3. 茯苓片　为去皮后切制的茯苓,呈不规则厚片,厚薄不一。白色、淡红色或淡棕色。

猪　苓

【功　效】 利水渗湿。

【性　状】 呈条形、类圆形或扁块状,有的有分枝,长 5 ~ 25 cm,直径 2 ~ 6 cm。表面黑色、灰黑色或棕黑色,皱缩或有瘤状突起。体轻,质硬,断面类白色或黄白色,略呈颗粒状。气微,味淡。

(二) 乳香、没药

乳　香

【功　效】 活血定痛,消肿生肌。

【性　状】 呈长卵形滴乳状、类圆形颗粒或黏合成大小不等的不规则块状物。大者长达 2 cm(乳香珠)或 5 cm(原乳香)。表面黄白色,半透明,被有黄白色粉末,久存则颜色加深。质脆,遇热软化,破碎面有玻璃样或蜡样光泽。具特异香气,味微苦。

没　药

【功　效】 散瘀定痛,消肿生肌。

【性　状】

1. 天然没药　呈不规则颗粒性团块。大小不等,大者直径长达 6 cm 以上。表面黄棕色或红棕色,近半透明部分呈棕黑色,被有黄色粉尘。质坚脆,破碎面不整齐,无光泽。有特异香气,味苦而微辛。

2. 胶质没药　呈不规则块状和颗粒,多黏结成大小不等的团块。大者直径长 6 cm 以上。表面棕黄色至棕褐色,不透明。质坚实或疏松。有特异香气,味苦而有黏性。

(三) 血竭、芦荟、儿茶

血　竭

【功　效】 活血定痛,化瘀止血,生肌敛疮。

【性　状】 略呈类圆四方形或方砖形。表面暗红,有光泽,附有因摩擦而成的红

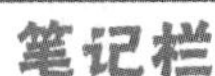
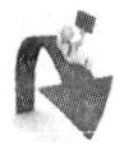

粉。质硬而脆,破碎面红色,研粉为砖红色。气微,味淡。在水中不溶,在热水中软化。

芦　荟

【功　效】 泻下通便,清肝泻火,杀虫疗疳。

【性　状】

1. 库拉索芦荟　呈不规则块状,常破裂为多角形,大小不一。表面呈暗红褐色或深褐色,无光泽。体轻,质硬,不易破碎,断面粗糙或显麻纹。富吸湿性。有特殊臭气,味极苦。

2. 好望角芦荟　表面呈暗褐色,略显绿色,有光泽。体轻,质松,易碎,断面玻璃样而有层纹。以色黑绿或棕黑、质脆、有光洋、气味浓者为佳。

儿　茶

【功　效】 活血止痛,止血生肌,收湿敛疮,清肺化痰。

【性　状】 呈方形或不规则块状,大小不一。表面棕褐色或黑褐色,光滑而稍有光泽。质硬,易碎,断面不整齐,具光泽,有细孔,遇潮有黏性。气微,味涩、苦,略回甜。

(四)海藻、昆布

海　藻

【功　效】 消痰软坚散结,利水消肿。

【性　状】

1. 大叶海藻　皱缩卷曲,黑褐色,有的被白霜,长 30 ~ 60 cm。主干呈圆柱状,具圆锥形突起,主枝自主干两侧生出,侧枝自主枝叶腋生出,具短小的刺状突起。初生叶披针形或倒卵形,长 5 ~ 7 cm,宽约 1 cm,全缘或具粗锯齿。次生叶条形或披针形,叶腋间有着生条状叶的小枝。气囊黑褐色,球形或卵圆形,有的有柄,顶端钝圆,有的具细短尖。质脆,潮润时柔软;水浸后膨胀,肉质,黏滑。气腥,味微咸。

2. 小叶海藻　较小,长 15 ~ 40 cm。分枝互生,无刺状突起。叶条形或细匙形,先端稍膨大,中空。气囊腋生,纺锤形或球形,囊柄较长。质较硬。

昆　布

【功　效】 利水消肿,消痰软坚散结。

【性　状】

1. 海带　卷曲折叠成团状,或缠结成把。全体呈黑褐色或绿褐色,表面附有白霜。用水浸软则膨胀成扁平长带状,长 50 ~ 150 cm,宽 10 ~ 40 cm,中部较厚,边缘较薄而呈波状。类革质,残存柄部扁圆柱状。气腥,味咸。

2. 昆布　卷曲皱缩成不规则团状。全体呈黑色,较薄。用水浸软则膨胀呈扁平的

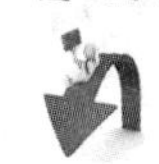
笔记栏

叶状，长、宽为 16 ~ 26 cm，厚约 1.6 mm；两侧呈羽状深裂，裂片呈长舌状，边缘有小齿或全缘。质柔滑。

任务二　自主完成组

1. 需要自主完成的其他类中药　共 9 种，分别为雷丸、灵芝、青黛、五倍子、天竺黄、海金沙、冰片、马勃、冬虫夏草。

2. 要求　请扫描右方二维码，按顺序完成药材辨识，依次书写功效、性状鉴别要点。

其他植物类中药自主学习药材图片

项目七　动物类中药(30 种)

动物类中药共 30 种，分别为金钱白花蛇、蕲蛇、乌梢蛇、龟甲、鳖甲、海螵蛸、桑螵蛸、地龙、水蛭、瓦楞子、蛤壳、羚羊角、鹿角、水牛角、石决明、珍珠母、珍珠、全蝎、土鳖虫、蛤蚧、鹿茸、牡蛎、僵蚕、海马、蜈蚣、蝉蜕、蜂房、鸡内金、穿山甲、阿胶。

任务一　相似药材组

动物类中药相似药材图片

(一) 金钱白花蛇、蕲蛇、乌梢蛇

金钱白花蛇

【功　效】 祛风，通络，止痉。

【性　状】 呈圆盘状，盘径 3 ~ 6 cm，蛇体直径 0.2 ~ 0.4 cm。头盘在中间，尾细，常纳口内，口腔内上颌骨前端有毒沟牙 1 对，鼻间鳞 2 片，无颊鳞，上下唇鳞通常各为 7 片。背部黑色或灰黑色，有白色环纹 45 ~ 58 个，黑白相间，白环纹在背部宽 1 ~ 2 行鳞片，向腹面渐增宽，黑环纹宽 3 ~ 5 行鳞片。背正中明显突起 1 条脊棱，脊鳞扩大呈六角形，背鳞细密，通身 15 行，尾下鳞单行。气微腥，味微咸。

蕲　蛇

【功　效】 祛风，通络，止痉。

【性　状】 呈圆盘状，盘径 17 ~ 34 cm，体长可达 2 m。头在中间稍向上，呈三角形而扁平，吻端向上，习称“翘鼻头”。上腭有管状毒牙，中空尖锐。背部两侧各有黑褐色与浅棕色组成的“V”形斑纹 17 ~ 25 个，其“V”形的两上端在背中线上相接，习称“方胜纹”，有的左右不相接，呈交错排列。腹部撑开或不撑开，灰白色，鳞片较大，有黑色类圆形的斑点，习称“连珠斑”；腹内壁黄白色，脊椎骨的棘突较高，呈刀片状上突，前后椎体下突基本同形，多为弯刀状，向后倾斜，尖端明显超过椎体后隆面。尾部骤细，末端有三角形深灰色的角质鳞片 1 枚。气腥，味微咸。

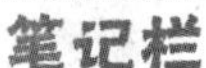

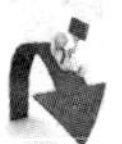

乌梢蛇

【功　效】 祛风，通络，止痉。

【性　状】 呈圆盘状，盘径约16 cm。表面黑褐色或绿黑色，密被菱形鳞片；背鳞行数成双，背中央2~4行鳞片强烈起棱，形成两条纵贯全体的黑线。头盘在中间，扁圆形，眼大而下凹陷，有光泽。上唇鳞8枚，第4、5枚入眶，颊鳞1枚，眼前下鳞1枚，较小，眼后鳞2枚。脊部高耸成屋脊状，习称"剑脊"。腹部剖开边缘向内卷曲，脊肌肉厚，黄白色或淡棕色，可见排列整齐的肋骨。尾部渐细而长，尾下鳞双行。剥皮者仅留头、尾之皮鳞，中段较光滑。气腥，味淡。

（二）龟甲、鳖甲

龟　甲

【功　效】 滋阴潜阳，益肾健骨，固经止血，养血补心。

【性　状】 背甲及腹甲由甲桥相连，背甲稍长于腹甲，与腹甲常分离。

1. 背甲　呈长椭圆形拱状，长7.5~22 cm，宽6~18 cm。外表面棕褐色或黑褐色，脊棱3条，颈盾1块，前窄后宽。椎盾5块，第1椎盾长大于宽或近相等，第2~4椎盾宽大于长。肋盾两侧对称，各4块；缘盾每侧11块；臀盾2块。

2. 腹甲　呈板片状，近长方椭圆形，长6.4~21 cm，宽5.5~17 cm。外表面淡黄棕色至棕黑色，盾片12块，每块常具紫褐色放射状纹理，腹盾、胸盾和股盾中缝均长，喉盾、肛盾次之，肱盾中缝最短。内表面黄白色至灰白色，有的略带血迹或残肉，除净后可见骨板9块，呈锯齿状嵌接；前端钝圆或平截，后端具三角形缺刻，两侧残存呈翼状向斜上方弯曲的甲桥。质坚硬。气微腥，味微咸。

鳖　甲

【功　效】 滋阴潜阳，软坚散结，退热除蒸。

【性　状】 呈椭圆形或卵圆形，背面隆起，长10~15 cm，宽9~14 cm。外表面黑褐色或墨绿色，略有光泽，具细网状皱纹及灰黄色或灰白色斑点，中间有1条纵棱，两侧各有左右对称的横凹纹8条，外皮脱落后，可见锯齿状嵌接缝。内表面类白色，中部有突起的脊椎骨，颈骨向内卷曲，两侧各有肋骨8条，伸出边缘。质坚硬。气微腥，味淡。

（三）海螵蛸、桑螵蛸

海螵蛸

【功　效】 收敛止血，涩精止带，制酸止痛，收湿敛疮。

笔记栏

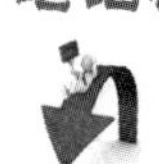

【性　状】

1. 无针乌贼　呈扁长椭圆形，中间厚，边缘薄，长 9～14 cm，宽 2.5～3.5 cm，厚约 1.3 cm。背面有磁白色脊状隆起，两侧略显微红色，有不甚明显的细小疣点；腹面白色，自尾端到中部有细密波状横层纹；角质缘半透明，尾部较宽平，无骨针。体轻，质松，易折断，断面粉质，显疏松层纹。气微腥，味微咸。

2. 金乌贼　长 13～23 cm，宽约 6.5 cm。背面疣点明显，略呈层状排列；腹面的细密波状横层纹占全体大部分，中间有纵向浅槽；尾部角质缘渐宽，向腹面翘起，末端有一骨针，多已断落。

桑螵蛸

【功　效】　固精缩尿，补肾助阳。

【性　状】

1. 团螵蛸　略呈圆柱形或半圆形，由多层膜状薄片叠成，长 2.5～4 cm，宽 2～3 cm。表面浅黄褐色，上面带状隆起不明显，底面平坦或有凹沟。体轻，质松而韧，横断面可见外层为海绵状，内层为许多放射状排列的小室，室内各有一细小椭圆形卵，深棕色，有光泽。气微腥，味淡或微咸。

2. 长螵蛸　略呈长条形，一端较细，长 2.5～5 cm，宽 1～1.5 cm。表面灰黄色，上面带状隆起明显，带的两侧各有 1 条暗棕色浅沟及斜向纹理。质硬而脆。

3. 黑螵蛸　略呈平行四边形，长 2～4 cm，宽 1.5～2 cm。表面灰褐色，上面带状隆起明显，两侧有斜向纹理，近尾端微向上翘。质硬而韧。

（四）地龙、水蛭

地　龙

【功　效】　清热定惊，通络，平喘，利尿。

【性　状】

1. 广地龙　呈长条状薄片，弯曲，边缘略卷，长 15～20 cm，宽 1～2 cm。全体具环节，背部棕褐色至紫灰色，腹部浅黄棕色；第 14～16 环节为生殖带，习称“白颈”，较光亮。体前端稍尖，尾端钝圆，刚毛圈粗糙而硬，色稍浅。雄生殖孔在第 18 环节腹侧刚毛圈一小孔突上，外缘有数环绕的浅皮褶，内侧刚毛圈隆起，前面两边有横排（1 排或 2 排）小乳突，每边 10～20 个。受精囊孔 2 对，位于 7/8 至 8/9 环节间一椭圆形突起上，约占节周 5/11。体轻，略呈革质，不易折断。气腥，味微咸。

2. 沪地龙　长 8～15 cm，宽 0.5～1.5 cm。全体具环节，背部棕褐色至黄褐色，腹部浅黄棕色；第 14～16 环节为生殖带，较光亮。第 18 环节有一对雄生殖孔。通俗环毛蚓的雄交配腔能全部翻出，呈花菜状或阴茎状；威廉环毛蚓的雄交配腔孔呈纵向裂缝状；栉盲环毛蚓的雄生殖孔内侧有 1 个或多个小乳突。受精囊孔 3 对，在 6/7 至 8/9 环节间。

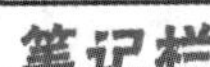

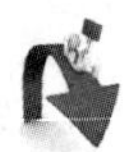

水　蛭

【功　效】 破血通经,逐瘀消症。

【性　状】

1. 蚂蟥　呈扁平纺锤形,有多数环节,长 4 ~ 10 cm,宽 0.5 ~ 2 cm。背部黑褐色或黑棕色,稍隆起,用水浸后,可见黑色斑点排成 5 条纵纹;腹面平坦,棕黄色。两侧棕黄色,前端略尖,后端钝圆,两端各具 1 个吸盘,前吸盘不显著,后吸盘较大。质脆,易折断,断面胶质状。气微腥。

2. 水蛭　扁长圆柱形,体多弯曲扭转,长 2 ~ 5 cm,宽 0.2 ~ 0.3 cm。

3. 柳叶蚂蟥　狭长而扁,长 5 ~ 12 cm,宽 0.1 ~ 0.5 cm。

(五) 瓦楞子、蛤壳

瓦楞子

【功　效】 消痰化瘀,软坚散结,制酸止痛。

【性　状】

1. 毛蚶　略呈三角形或扇形,长 4 ~ 5 cm,高 3 ~ 4 cm。壳外面隆起,有棕褐色茸毛或已脱落;壳顶突出,向内卷曲;自壳顶至腹面有延伸的放射肋 30 ~ 34 条。壳内面平滑,白色,壳缘有与壳外面直楞相对应的凹陷,铰合部具小齿 1 列。质坚。气微,味淡。

2. 泥蚶　长 2.5 ~ 4 cm,高 2 ~ 3 cm。壳外面无棕褐色茸毛,放射肋 18 ~ 21 条,肋上有颗粒状突起。

3. 魁蚶　长 7 ~ 9 cm,高 6 ~ 8 cm。壳外面放射肋 42 ~ 48 条。

蛤　壳

【功　效】 清热化痰,软坚散结,制酸止痛;外用收湿敛疮。

【性　状】

1. 文蛤　壳略呈扇形或三角形,向外隆起。长 3 ~ 10 cm,高 2 ~ 8 cm,壳厚 1.5 ~ 2.5 cm。壳外面黄褐色,近壳顶处或全部布有棕色或银灰色的轮纹,或被棕色薄膜,平滑而有光泽。壳顶圆而歪向一方,内面具齿,腹缘光滑。壳内面为乳白色或略带青紫,平滑而有光泽。质坚硬而脆,但可折断,断面显层状。气微,味淡。

2. 青蛤　壳形略圆,长 3 ~ 5 cm,高 3 ~ 5 cm,厚约 0.5 mm。壳外黄白或青白色。壳顶歪向一方,并有以壳顶为中心的同心层纹(生长纹),排列紧密,沿此纹或有数条灰蓝色轮纹,腹缘带细齿状,壳内面乳白或青白色,光滑无纹。体轻,质坚硬略脆,断面层纹不明显。气稍腥,味淡。

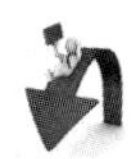

（六）羚羊角、鹿角、水牛角

羚羊角

【功 效】 散血解毒，平肝息风，清肝明目。

【性 状】 呈长圆锥形，略呈弓形弯曲，长15～33 cm。类白色或黄白色，基部稍呈青灰色。嫩枝对光透视有“血丝”或紫黑色斑纹，光润如玉，无裂纹，老枝则有细纵裂纹。除尖端部分外，有10～16个隆起环脊，习称“水波纹”，间距约2 cm，用手握之，四指正好嵌入凹处。角的基部横截面圆形，直径3～4 cm，内有坚硬质重的角柱，习称“骨塞”，骨塞长约占全角的1/2或1/3，表面有突起的纵棱与其外面角鞘内的凹沟紧密嵌合，从横断面观，其结合部呈锯齿状。除去“骨塞”后，角的下半段成空洞，全角呈半透明，对光透视，上半段中央有1条隐约可辨的细孔道直通角尖，习称“通天眼”。质坚硬。气微，味淡。

鹿 角

【功 效】 温肾阳，强筋骨，行血消肿。

【性 状】

1. 梅花鹿角 为梅花鹿的老角，呈分枝状，三岔或四岔，长30～60 cm，左右两枝对称。主枝梢向后面弯曲，直径2.5～4.5 cm，分枝向两旁伸张；枝端渐细。基部有盘状突起，习称“珍珠盘”。表面黄棕色，枝端浅黄白色，无毛，有光泽，具疣状突起，习称“骨钉”，并有纵棱。质硬。断面周围白色，中央灰色，并有细蜂窝状小孔。气无，味微咸。以质坚、全体有骨钉、光泽者为佳。

2. 马鹿角 为马鹿的老角。形与梅花鹿角相似，每枝多为3～6岔。全长50～120 cm，直径3～6 cm。表面灰褐色或灰黄色，骨钉不显著，基部有珍珠盘。骨质坚硬，断面外国白色层极厚，中央多灰黑色，有的微呈红色，具粗蜂窝状孔。气微，味微咸。以粗壮坚实、无枯朽者为佳。

3. 鹿角脱盘 呈盔状或扁盔状，直径3～6 cm（“珍珠盘”直径4.5～6.5 cm），高1.5～4 cm。表面灰褐色或灰黄色，有光泽。底面平，蜂窝状，多呈黄白色或黄棕色。珍珠盘周边常有稀疏细小的孔洞。上面略平或呈不规则的半球形。质坚硬，断面外圈骨质，灰白色或类白色。

水牛角

【功 效】 清热凉血，解毒，定惊。

【性 状】 呈稍扁平而弯曲的锥形，长短不一。表面棕黑色或灰黑色，一侧有数条横向的沟槽，另一侧有密集的横向凹陷条纹。上部渐尖，有纵纹，基部略呈三角形，中空。角质，坚硬。气微腥，味淡。

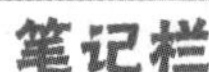
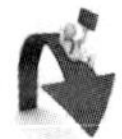

（七）石决明、珍珠母

石决明

【功　效】 平肝潜阳，清肝明目。

【性　状】

1. 杂色鲍　呈长卵圆形，内面观略呈耳形，长 7～9 cm，宽 5～6 cm，高约 2 cm。表面暗红色，有多数不规则的螺肋和细密生长线，螺旋部小，体螺部大，从螺旋部顶处开始向右排列有 20 余个疣状突起，末端 6～9 个开孔，孔口与壳面平。内面光滑，具珍珠样彩色光泽。壳较厚，质坚硬，不易破碎。气微，味微咸。

2. 皱纹盘鲍　呈长椭圆形，长 8～12 cm，宽 6～8 cm，高 2～3 cm。表面灰棕色，有多数粗糙而不规则的皱纹，生长线明显，常有苔藓类或石灰虫等附着物，末端 4～5 个开孔，孔口突出壳面，壳较薄。

3. 羊鲍　近圆形，长 4～8 cm，宽 2.5～6 cm，高 0.8～2 cm。壳顶位于近中部而高于壳面，螺旋部与体螺部各占 1/2，从螺旋部边缘有两行整齐的突起，尤以上部较为明显，末端 4～5 个开孔，呈管状。

4. 澳洲鲍　呈扁平卵圆形，长 13～17 cm，宽 11～14 cm，高 3.5～6 cm。表面砖红色，螺旋部约为壳面的 1/2，螺肋和生长线呈波状隆起，疣状突起 30 余个，末端 7～9 个开孔，孔口突出壳面。

5. 耳鲍　狭长，略扭曲，呈耳状，长 5～8 cm，宽 2.5～3.5 cm，高约 1 cm。表面光滑，具翠绿色、紫色及褐色等多种颜色形成的斑纹，螺旋部小，体螺部大，末端 5～7 个开孔，孔口与壳平，多为椭圆形，壳薄，质较脆。

6. 白鲍　呈卵圆形，长 11～14 cm，宽 8.5～11 cm，高 3～6.5 cm。表面砖红色，光滑，壳顶高于壳面，生长线颇为明显，螺旋部约为壳面的 1/3，疣状突起 30 余个，末端 9 个开孔，孔口与壳平。

珍珠母

【功　效】 平肝潜阳，安神定惊，明目退翳。

【性　状】

1. 三角帆蚌　略呈不等边四角形。壳面生长轮呈同心环状排列。后背缘向上突起，形成大的三角形帆状后翼。壳内面外套痕明显；前闭壳肌痕呈卵圆形，后闭壳肌痕略呈三角形。左、右壳均具两枚拟主齿，左壳具两枚长条形侧齿，右壳具一枚长条形侧齿；具光泽。质坚硬。气微腥，味淡。

2. 褶纹冠蚌　呈不等边三角形。后背缘向上伸展成大形的冠。壳内面外套痕略明显；前闭壳肌痕大呈楔形，后闭壳肌痕呈不规则卵圆形，在后侧齿下方有与壳面相应的纵肋和凹沟。左、右壳均具一枚短而略粗后侧齿和一枚细弱的前侧齿，均无拟主齿。

3. 马氏珍珠贝　呈斜四方形，后耳大，前耳小，背缘平直，腹缘圆，生长线极细密，呈片状。闭壳肌痕大，长圆形。具一凸起的长形主齿。

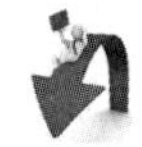

笔记栏

任务二　自主完成组

1. 需要自主完成的动物类中药　共 14 种，分别为珍珠、全蝎、土鳖虫、蛤蚧、鹿茸、牡蛎、僵蚕、海马、蜈蚣、蝉蜕、蜂房、鸡内金、穿山甲、阿胶。

2. 要求　请扫描右方二维码，按顺序完成药材辨识，依次书写功效、性状鉴别要点。

动物类中药自主学习药材图片

项目八　矿物类中药（12 种）

矿物类中药共 12 种，分别为滑石、石膏、芒硝、玄明粉、白矾、自然铜、磁石、赭石、朱砂、赤石脂、青礞石、硫黄。

任务一　相似药材组

矿物类中药相似药材图片

（一）滑石、石膏

滑　石

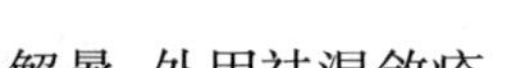

【功　效】 利尿通淋，清热解暑，外用祛湿敛疮。

【性　状】 呈扁平行、斜方形或不规则块状，大小不一。白色、黄白色或淡蓝灰色。具蜡样光泽，薄片半透明或微透明。质较软而细腻，条痕白色，指甲可刮下白粉，触之有滑润感，无吸湿性，置水中不崩散。气微，味淡。以色白、润滑者为佳。

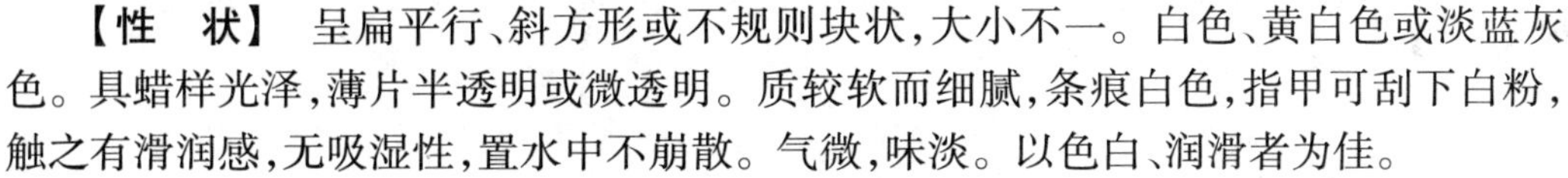

石　膏

【功　效】 清热泻火，除烦止渴。

【性　状】 为纤维状的集合体，呈长块状、板块状或不规则块状。白色、灰白色或淡黄色，有的半透明。体重，质软，纵断面具绢丝样光泽。气微，味淡。

（二）芒硝、玄明粉、白矾

芒　硝

【功　效】 泻下通便，润燥软坚，清火消肿。

【性　状】 呈棱柱状、长方形或不规则块状及粒状的结晶，两端不整齐。无色透明或类白色半透明，暴露空气中则表面渐风化而覆盖一层白色粉末（无水硫酸钠）。通常呈致密状集合体，断面有玻璃样光泽。质脆，易碎，硬度 1.5 ~ 2，比重 1.48，条痕白色。无臭，味苦、咸。以无色、透明、呈结晶状者为佳。

笔记栏

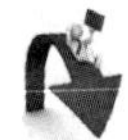

玄明粉

【功　效】 泻下通便,润燥软坚,清火消肿。

【性　状】 为细的粉末。白色,无光泽。不透明。质疏松。无臭,味咸。有引湿性。以粉细、色白、干燥者为佳。

白　矾

【功　效】 外用解毒杀虫,燥湿止痒;内服止血止泻,祛除风痰。

【性　状】 呈不规则结晶形块状或粒状。无色或淡白色,透明或半透明,有玻璃样光泽。表面略平滑或凹凸不平,有细密纵棱,并附有白色细粉。质硬而脆,易砸碎。气微,味酸,微甘而极涩。

任务二　自主完成组

1. 需要自主完成的矿物类中药　共 7 种,分别为自然铜、磁石、赭石、朱砂、赤石脂、青礞石、硫黄。

2. 要求　请扫描左方二维码,按顺序完成药材辨识,依次书写功效、性状鉴别要点。

矿物类中药自主学习药材图片

（张晓霞）

笔记栏

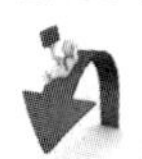

第二部分

中药显微鉴别

一、实训目的

掌握显微制片技术及显微特征绘图技术与方法。

二、考核要求

1. 能正确制备粉末，并制备显微制片。
2. 能对指定药材粉末准确观察显微特征，绘制显微特征图。
3. 能对随机两种粉末组合的混合粉末准确地进行显微观察，正确地绘制出主要的显微特征。
4. 能依据显微特征，准确地判定药材品种，得出结论，写出理由。

三、中药显微鉴别药材

考核范围为如下 30 种常用中药：大黄、黄连（味连）、甘草、人参、当归、黄芩、白术、半夏、浙贝母、天花粉、牡丹皮、厚朴、肉桂、黄柏、大青叶、番泻叶、丁香、洋金花、金银花、红花、五味子、补骨脂、小茴香、槟榔、麻黄、薄荷、穿心莲、猪苓、珍珠、石膏。

大　黄

【药用部位】 蓼科植物掌叶大黄 *Rheum palmatum* L.、唐古特大黄 *Rheum tanguticum* Maxim. ex Balf. 或药用大黄 *Rheum officinale* Baill. 的干燥根及根茎。

【显微特征】 ①粉末黄棕色。②草酸钙簇晶直径 20 ~ 160 μm，有的至 190 μm。③具缘纹孔导管、网纹导管、螺纹导管及环纹导管非木化。④淀粉粒甚多，单粒类球形或多角形，直径 3 ~ 45 μm，脐点星状；复粒由 2 ~ 8 分粒组成。

大黄

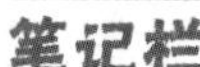

笔记栏

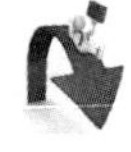

大黄粉末显微特征见图 2-1。

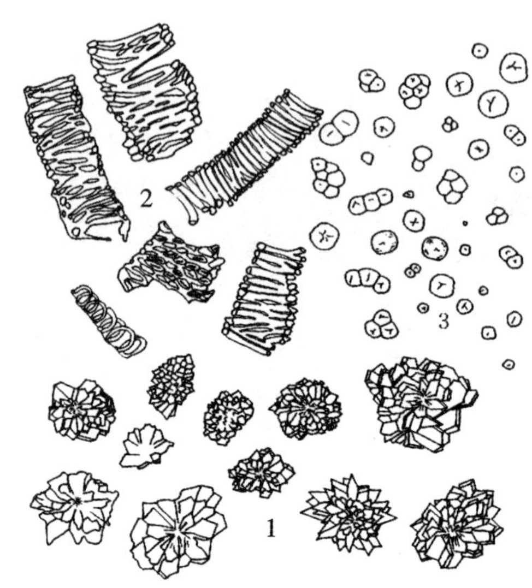

图 2-1 大黄粉末

1. 草酸钙簇晶 2. 导管 3. 淀粉粒

黄 连(味连)

【药用部位】 毛茛科黄连 *Coptis chinensis* Franch. 的干燥根茎,习称"味连"。

【显微特征】 ①粉末深棕黄至鲜黄色。②石细胞单个或成群散在,鲜黄色。③中柱鞘纤维成束或伴有少数石细胞,均显黄色。④导管多为网纹或孔纹。⑤鳞叶表皮细胞绿黄色或黄棕色,细长方形或长多角形,壁似波状弯曲或连珠状增厚。

黄连(味连)粉末显微特征见图 2-2。

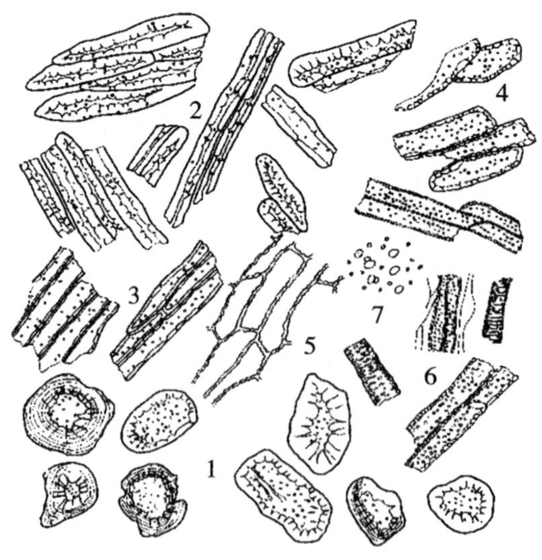

图 2-2 黄连(味连)粉末

1. 石细胞 2. 中柱鞘纤维 3. 木纤维 4. 木薄壁细胞 5. 鳞叶表皮细胞 6. 导管 7. 淀粉粒

黄连

笔记栏

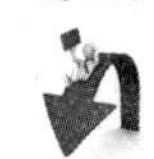

甘 草

【药用部位】 豆科植物甘草 *Glycyrrhiza uralensis* Fisch.、胀果甘草 *Glycyrrhiza inflata* Bat.、光果甘草 *Glycyrrhiza glabra* L. 的干燥根及根茎。

【显微特征】 ①粉末淡棕黄色。②纤维成束，直径 8 ~ 14 μm，壁厚，微木化，周围薄壁细胞含草酸钙方晶，形成晶纤维。③草酸钙方晶多见。④具缘纹孔导管较大，稀有网纹导管。⑤木栓细胞红棕色，多角形，微木化。

甘草粉末显微特征见图 2–3。

甘草

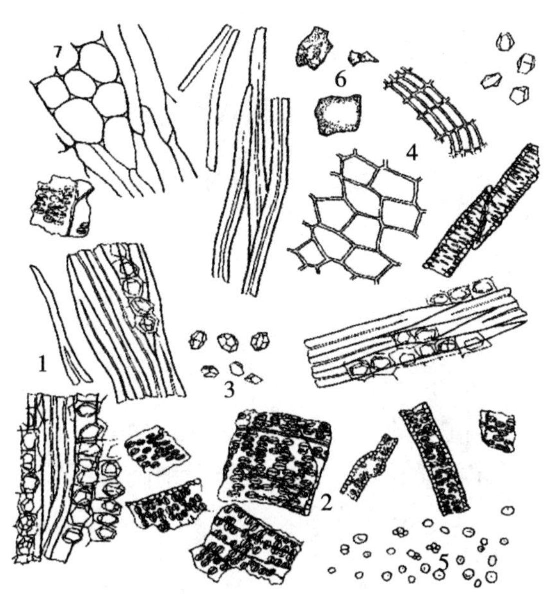

图 2–3　甘草粉末

1. 纤维及晶纤维　2. 导管　3. 草酸钙方晶　4. 木栓细胞　5. 淀粉粒　6. 色素块　7. 射线细胞

人 参

【药用部位】 五加科植物人参 *Panax ginseng* C. A. Mey. 的干燥根及根茎。

【显微特征】 ①粉末淡黄白色。②树脂道碎片易见，含黄色块状分泌物。③草酸钙簇晶直径 20 ~ 68 μm，棱角锐尖。④木栓细胞表面观类方形或多角形，壁细波状弯曲。⑤网纹导管和梯纹导管直径 10 ~ 56 μm。⑥淀粉粒甚多，单粒类球形、半圆形或不规则多角形，直径 4 ~ 20 μm，脐点点状或裂缝状；复粒由 2 ~ 6 分粒组成。

人参粉末显微特征见图 2–4。

人参

笔记栏

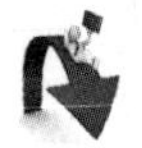

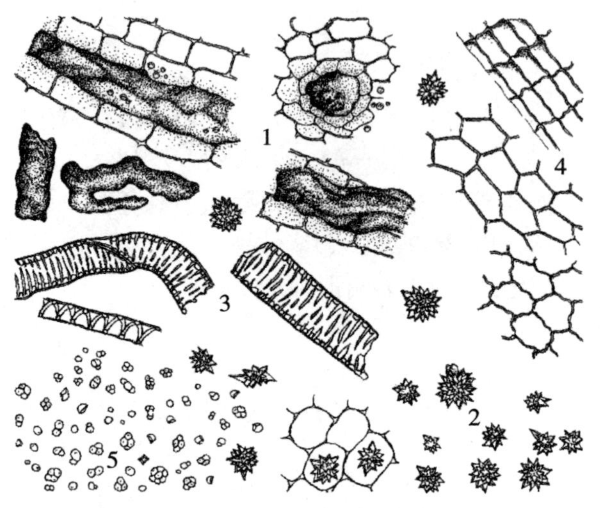

图 2-4 人参粉末

1. 树脂道 2. 草酸钙簇晶 3. 导管 4. 木栓细胞 5. 淀粉粒

当 归

【药用部位】 伞形科植物当归 *Angelica sinensis*(Oliv.) Diels 的干燥根。

【显微特征】 ①粉末淡黄棕色。②韧皮薄壁细胞纺锤形,壁略厚,表面有极微细的斜向交错纹理,有时可见菲薄的横隔。③梯纹导管和网纹导管多见,直径约至 80 μm。④有时可见油室碎片。

当归粉末显微特征见图 2-5。

当归

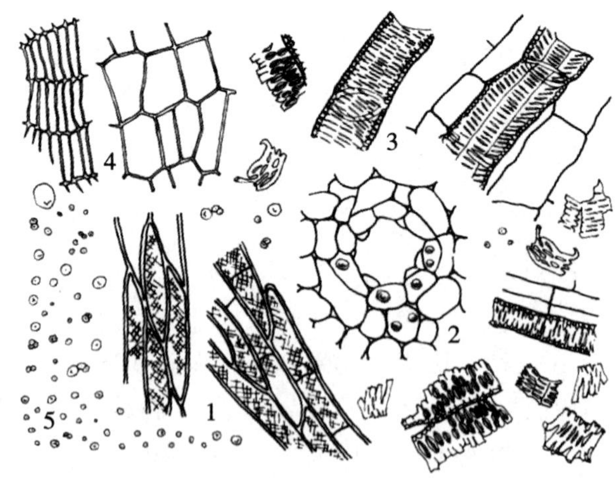

图 2-5 当归粉末

1. 纺锤形韧皮薄壁细胞 2. 油室 3. 导管 4. 木栓细胞 5. 淀粉粒

笔记栏

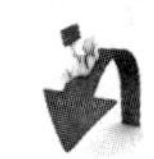

黄　芩

【药用部位】 唇形科植物黄芩 *Scutellaria baicalensis* Georgi 的干燥根。

【显微特征】 ①粉末黄色。②韧皮纤维单个散在或数个成束，梭形，壁厚，孔沟细。③石细胞类圆形、类方形或长方形，壁较厚或甚厚。④木栓细胞棕黄色，多角形。网纹导管多见，直径 24～72 μm。木纤维多碎断，直径约 12 μm，有稀疏斜纹孔。⑤淀粉粒甚多，单粒类球形，直径 2～10 μm，脐点明显；复粒由 2～3 分粒组成。

黄芩粉末显微特征见图 2-6。

黄芩

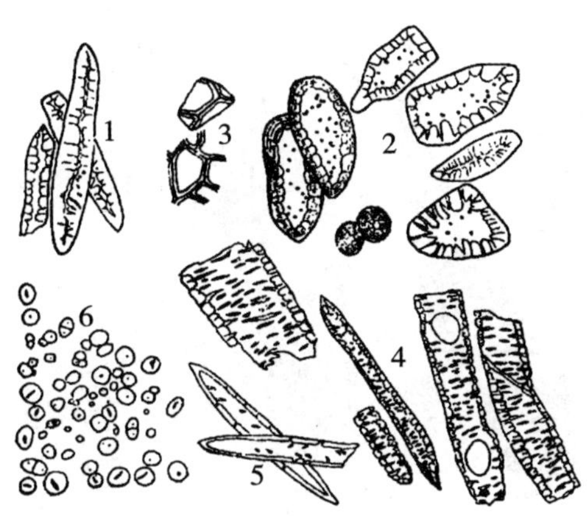

图 2-6　黄芩粉末

1. 韧皮纤维　2. 石细胞　3. 木栓细胞　4. 导管　5. 木纤维　6. 淀粉粒

白　术

【药用部位】 菊科植物白术 *Atractylodes macrocephala* Koidz. 的干燥根茎。

【显微特征】 ①粉末淡黄棕色。②草酸钙针晶细小，长 10～32 μm，存在于薄壁细胞中，少数针晶直径至 4 μm。③纤维黄色，大多成束，长梭形，直径约至 40 μm，壁甚厚，木化，孔沟明显。④石细胞淡黄色，类圆形、多角形、长方形或少数纺锤形，直径 37～64 μm。⑤薄壁细胞含菊糖，表面显放射状纹理。⑥导管分子短小，为网纹导管及具缘纹孔导管，直径至 48 μm。

白术粉末显微特征见图 2-7。

白术

笔记栏

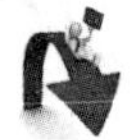

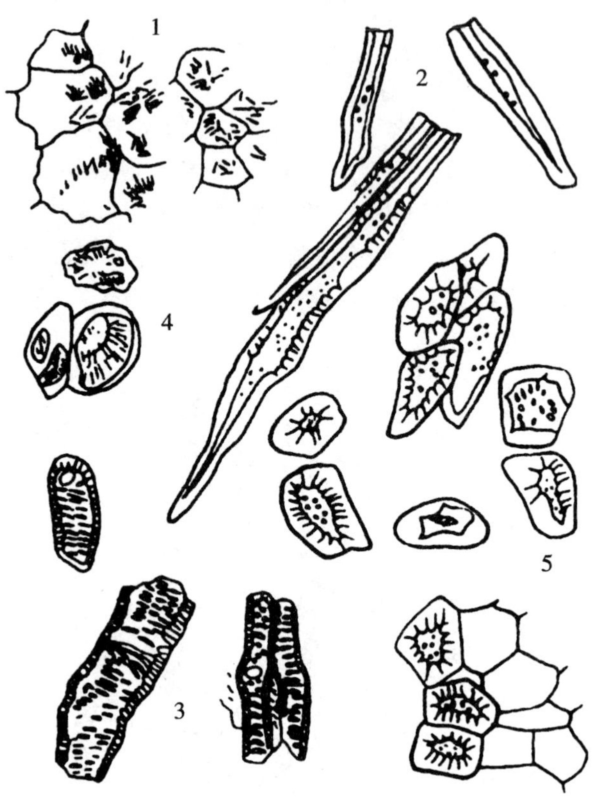

图 2-7　白术粉末

1. 草酸钙针晶　2. 纤维　3. 导管　4. 菊糖　5. 木栓细胞和石细胞

半　夏

半夏

【药用部位】 天南星科植物半夏 *Pinellia ternata*（Thunb.）Breit. 的干燥块茎。

【显微特征】 ①粉末类白色。②淀粉粒甚多，单粒类圆形、半圆形或圆多角形，直径 2～20 μm，脐点裂缝状、人字状或星状；复粒由 2～6 分粒组成。③草酸钙针晶束存在于椭圆形黏液细胞中，或随处散在，针晶长 20～144 μm。④螺纹导管直径 10～24 μm。

半夏粉末显微特征见图 2-8。

笔记栏

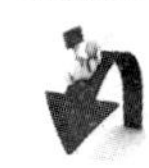

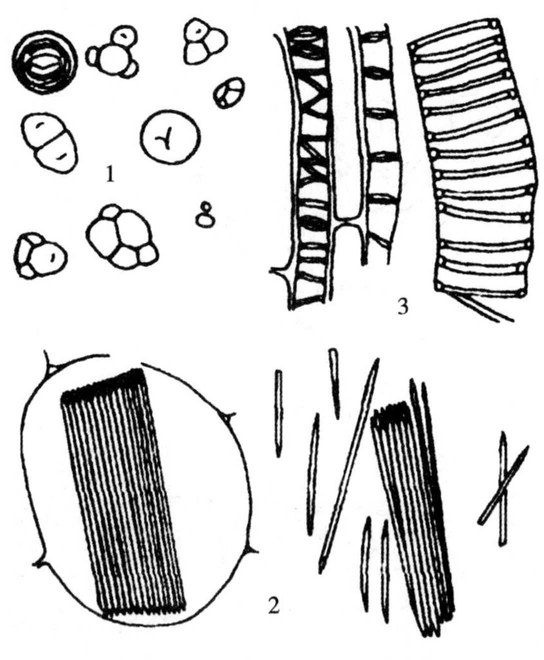

图 2-8　半夏粉末

1. 淀粉粒　2. 黏液细胞及针晶　3. 导管

浙贝母

【药用部位】　百合科植物浙贝母 *Fritillaria thunbergii* Miq. 的干燥鳞茎。

【显微特征】　①粉末淡黄白色。②淀粉粒甚多，单粒卵形、广卵形或椭圆形，直径 6～56 μm，层纹不明显。③表皮细胞类多角形或长方形，垂周壁连珠状增厚；气孔少见，副卫细胞 4～5 个。④草酸钙结晶少见，细小，多呈颗粒状，有的呈梭形、方形或细杆状。⑤导管多为螺纹，直径至 18 μm。

浙贝母粉末显微特征见图 2-9。

浙贝母

笔记栏

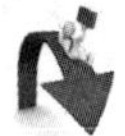

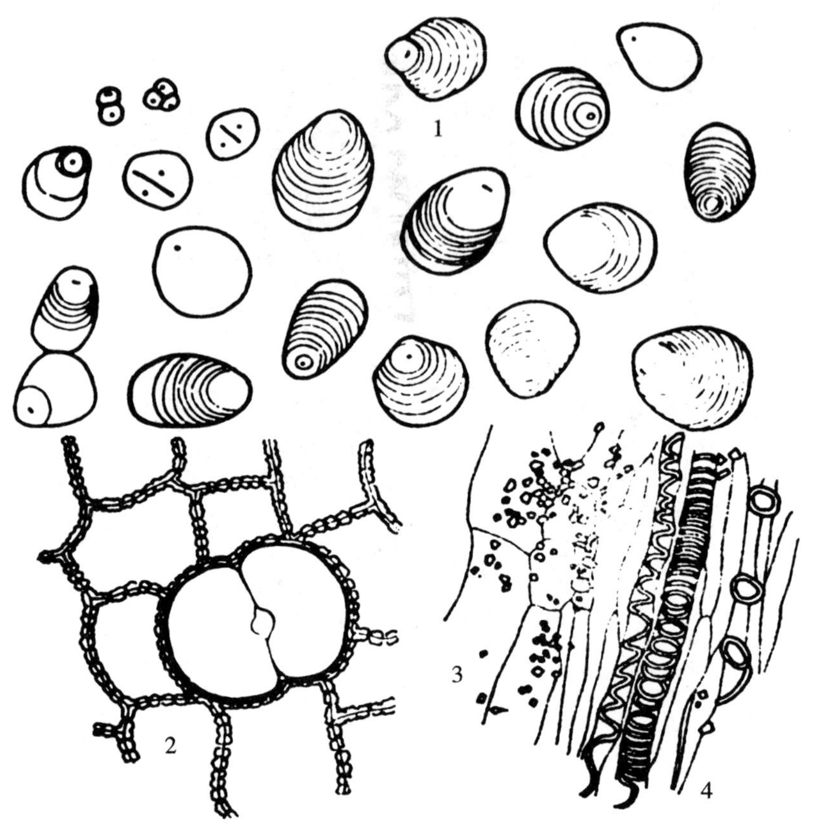

图 2-9　浙贝母粉末

1. 淀粉粒　2. 气孔及表皮细胞　3. 草酸钙方晶　4. 导管

天花粉

【药用部位】　葫芦科植物栝楼 *Trichosanthes kirilowii* Maxim. 或双边栝楼 *Trichosanthes rosthornii* Harms 的干燥根。

天花粉

【显微特征】　①粉末类白色。②淀粉粒甚多，单粒类球形、半圆形或盔帽形，脐点点状、短缝状或人字状，层纹隐约可见；复粒由 2 ~ 14 分粒组成，常由一个大的分粒与几个小分粒复合。③具缘纹孔导管大，多破碎，有的具缘纹孔呈六角形或方形，排列紧密。④石细胞黄绿色，长方形、椭圆形、类方形、多角形或纺锤形，壁较厚，纹孔细密。

天花粉粉末显微特征见图 2-10。

笔记栏

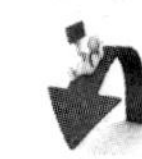

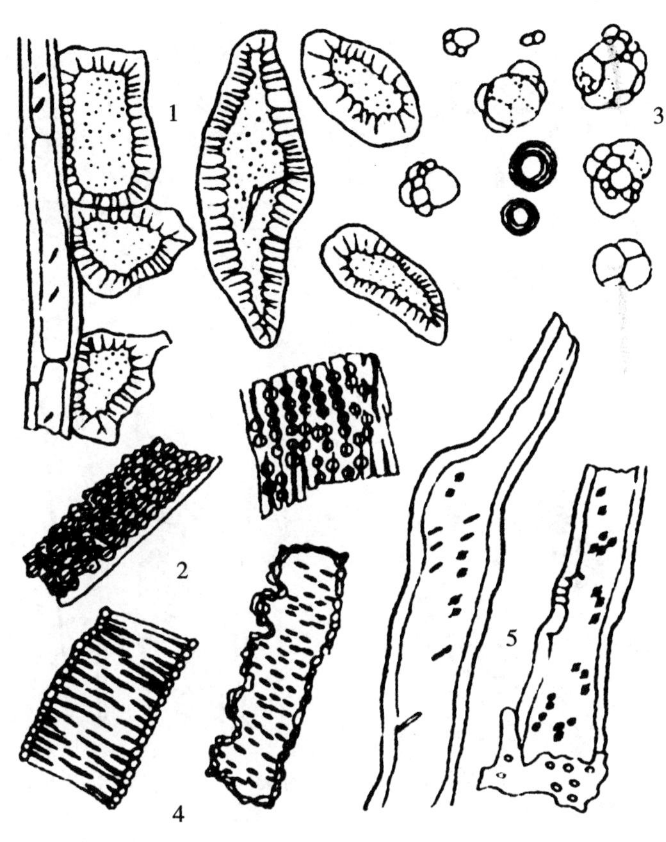

图 2-10 天花粉粉末

1. 石细胞 2. 导管 3. 淀粉粒 4. 木薄壁细胞 5. 木纤维

牡丹皮

【药用部位】 毛茛科植物牡丹 *Paeonia suffruticosa* Andr. 的干燥根皮。

【显微特征】 ①粉末淡红棕色。②淀粉粒甚多,单粒类圆形或多角形,脐点点状、裂缝状或飞鸟状。③复粒由 2 ~ 6 分粒组成。④草酸钙簇晶直径 9 ~ 45 μm,有时含晶细胞连接,簇晶排列成行,或 1 个细胞含数个簇晶。⑤连丹皮可见木栓细胞长方形,壁稍厚,浅红色。

牡丹皮粉末显微特征见图 2-11。

牡丹皮

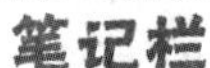
笔记栏
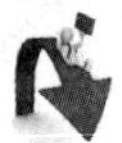

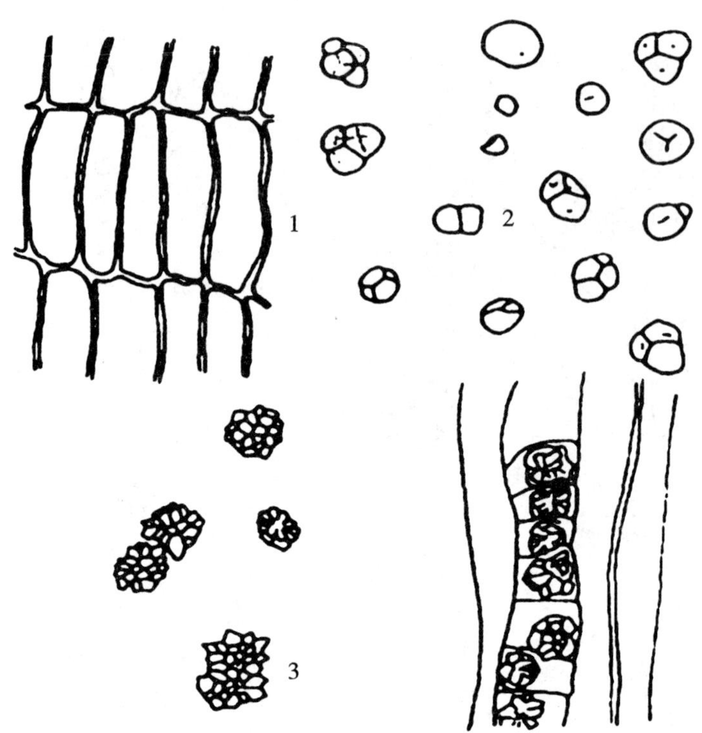

图 2-11　牡丹皮粉末

1. 木栓细胞　2. 淀粉粒　3. 草酸钙簇晶

厚　朴

【药用部位】　木兰科植物厚朴 *Magnolia officinalis* Rehd. et Wils. 或凹叶厚朴 *Magnolia officinalis* Rehd. et Wils. var. *biloba* Rehd. et Wils. 的干燥干皮、根皮及枝皮。

厚朴

【显微特征】　①粉末棕色。②纤维甚多，直径 15 ~ 32 μm，壁甚厚，有的呈波浪形或一边呈锯齿状，木化，孔沟不明显。③石细胞类方形、椭圆形、卵圆形或不规则分枝状，直径 11 ~ 65 μm，有时可见层纹。④油细胞椭圆形或类圆形，直径 50 ~ 85 μm，含黄棕色油状物。

厚朴（凹叶厚朴）粉末显微特征见图 2-12。

笔记栏

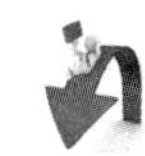

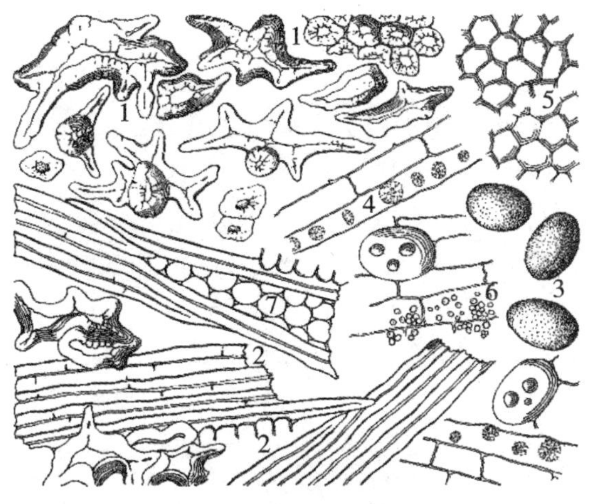

图 2-12　厚朴(凹叶厚朴)粉末

1. 石细胞　2. 纤维　3. 油细胞　4. 筛管分子
5. 木栓细胞　6. 淀粉粒　7. 射线细胞

肉　桂

【药用部位】　樟科植物肉桂 *Cinnamomum cassia* Presl 的干燥树皮。

【显微特征】　①粉末红棕色。②纤维大多单个散在,长梭形,壁厚,木化,纹孔不明显。③石细胞类方形或类圆形,壁厚,有的一面菲薄。④油细胞类圆形或长圆形。⑤草酸钙针晶细小,散在于射线细胞中。⑥木栓细胞多角形,含红棕色物。

肉桂粉末显微特征见图 2-13。

肉桂

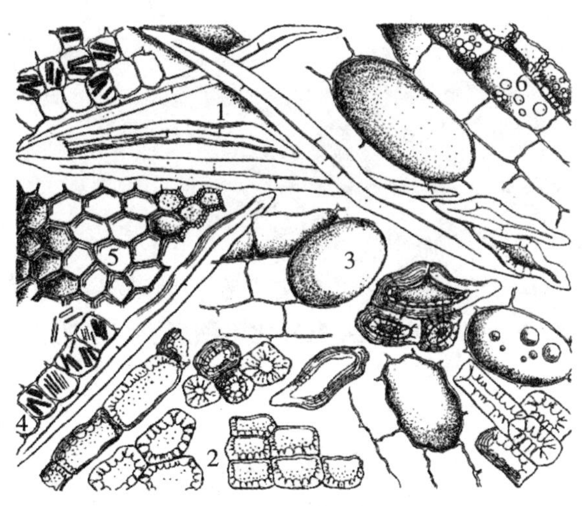

图 2-13　肉桂粉末

1. 纤维　2. 石细胞　3. 油细胞　4. 射线细胞及草酸钙针晶　5. 木栓细胞　6. 薄壁细胞及淀粉粒

笔记栏

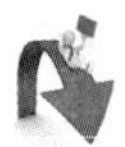

黄 柏

【药用部位】 芸香科植物黄皮树 *Phellodendron chinense* Schneid. 的干燥树皮。

【显微特征】 ①粉末鲜黄色。②纤维鲜黄色,直径 16 ~ 38 μm,常成束,周围细胞含草酸钙方晶,形成晶纤维;含晶细胞壁木化增厚。③石细胞鲜黄色,类圆形或纺锤形,直径 35 ~ 128 μm,有的呈分枝状,枝端锐尖,壁厚,层纹明显;有的可见大型纤维状的石细胞,长可达 900 μm。④草酸钙方晶众多。

黄柏

黄柏粉末显微特征见图 2-14。

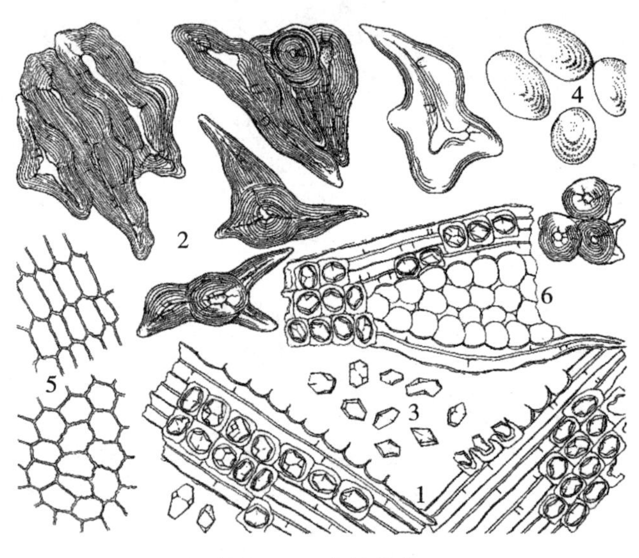

图 2-14　黄柏粉末

1. 纤维及晶纤维　2. 石细胞　3. 草酸钙方晶　4. 黏液细胞
5. 木栓细胞　6. 射线细胞

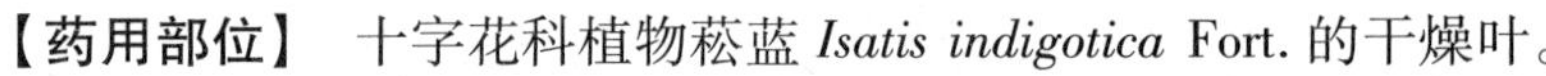

大青叶

【药用部位】 十字花科植物菘蓝 *Isatis indigotica* Fort. 的干燥叶。

【显微特征】 ①粉末绿褐色。②下表皮细胞垂周壁稍弯曲,略成连珠状增厚;气孔不等式,副卫细胞 3 ~ 4 个。③叶肉组织分化不明显;叶肉细胞中含蓝色细小颗粒状物,亦含橙皮苷样结晶。

大青叶

大青叶粉末显微特征见图 2-15。

笔记栏

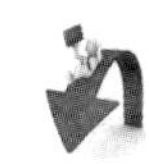

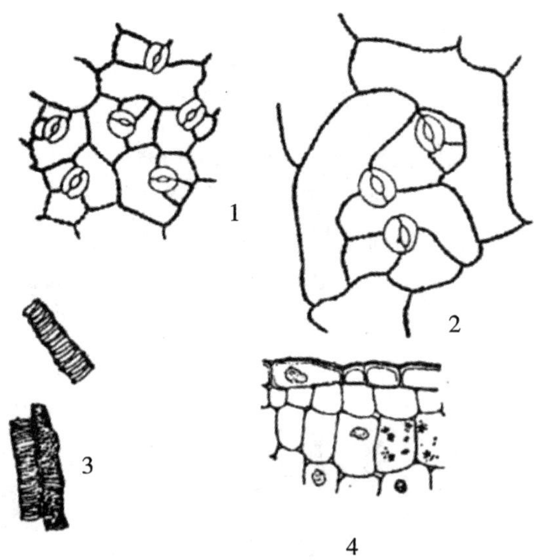

图 2-15　大青叶粉末

1. 下表皮　2. 上表皮　3. 导管　4. 叶肉组织

番泻叶

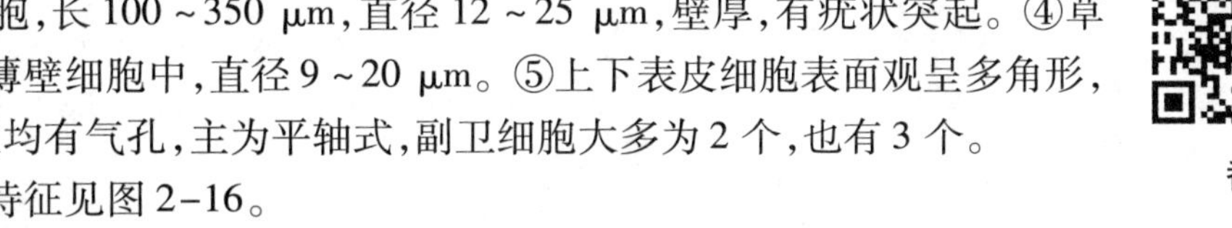

【药用部位】 豆科植物狭叶番泻 *Cassia angustifolia* Vahl 或尖叶番泻 *Cassia acutifolia* Delile 的干燥小叶。

【显微特征】 ①粉末淡绿色或黄绿色。②晶纤维多,草酸钙方晶直径 12～15 μm。③非腺毛单细胞,长 100～350 μm,直径 12～25 μm,壁厚,有疣状突起。④草酸钙簇晶存在于叶肉薄壁细胞中,直径 9～20 μm。⑤上下表皮细胞表面观呈多角形,垂周壁平直;上下表皮均有气孔,主为平轴式,副卫细胞大多为 2 个,也有 3 个。

番泻叶

番泻叶粉末显微特征见图 2-16。

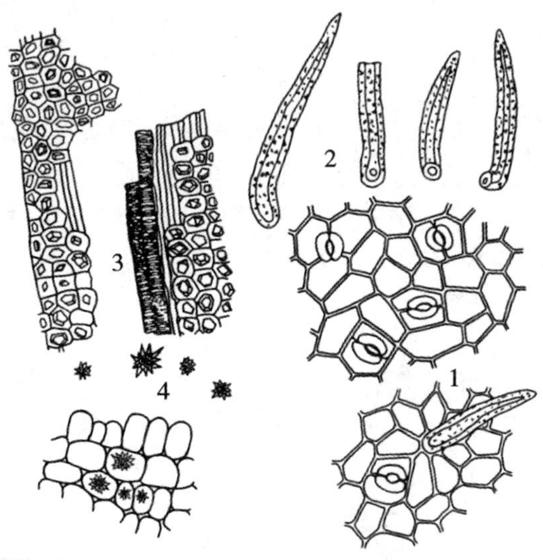

图 2-16　番泻叶粉末

1. 表皮细胞及气孔　2. 非腺毛　3. 晶鞘纤维　4. 草酸钙簇晶

笔记栏

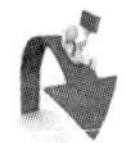

丁　香

【药用部位】 桃金娘科植物丁香 *Eugenia caryophyllata* Thunb. 的干燥花蕾。

【显微特征】 ①粉末暗红棕色。②纤维梭形，顶端钝圆，壁较厚。③花粉粒众多，极面观三角形，赤道表面观双凸镜形，具 3 副合沟。④草酸钙簇晶众多，直径 4 ~ 26 μm，存在于较小的薄壁细胞中。⑤油室多破碎，分泌细胞界限不清，含黄色油状物。

丁香

丁香粉末显微特征见图 2-17。

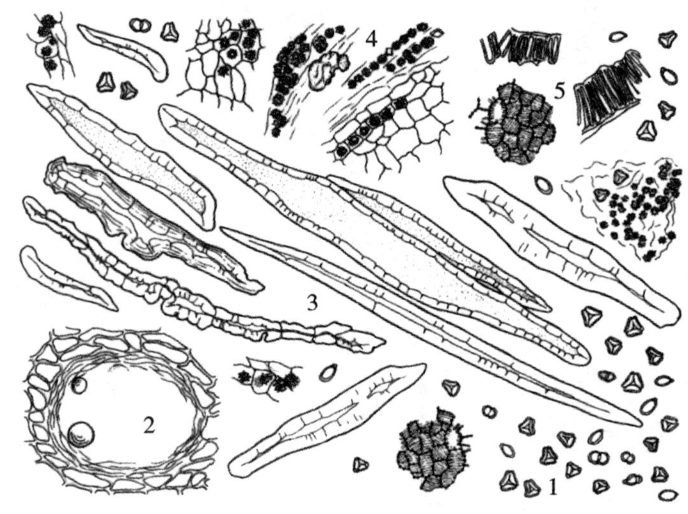

图 2-17　丁香粉末

1. 花粉粒　2. 油室　3. 纤维　4. 草酸钙簇晶　5. 花粉囊内壁细胞

洋金花

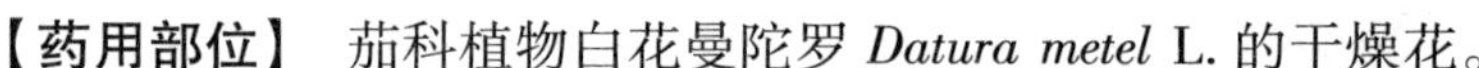

【药用部位】 茄科植物白花曼陀罗 *Datura metel* L. 的干燥花。

【显微特征】 ①粉末淡黄色。②花粉粒类球形或长圆形，直径 42 ~ 65 μm，表面有条纹状雕纹。③花萼非腺毛 1 ~ 3 细胞，壁具疣突；腺毛头部 1 ~ 5 细胞，柄部 1 ~ 5 细胞。④花冠裂片边缘非腺毛 1 ~ 10 细胞，壁微具疣突。⑤花丝基部非腺毛粗大，1 ~ 5 细胞，基部直径约至 128 μm，顶端钝圆。⑥花萼、花冠薄壁细胞中有草酸钙砂晶、方晶及簇晶。

洋金花

洋金花粉末显微特征见图 2-18。

笔记栏
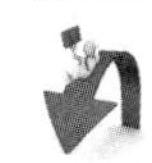

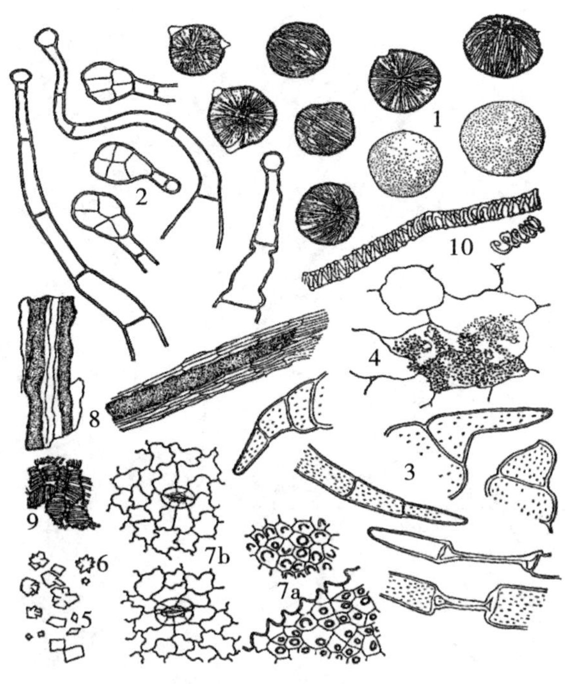

图 2-18 洋金花粉末

1. 花粉粒 2. 腺毛 3. 非腺毛 4. 草酸钙砂晶 5. 草酸钙方晶 6. 草酸钙簇晶 7. 花冠表皮(a. 上表皮;b. 下表皮) 8. 黄棕色条块 9. 花粉囊内壁细胞 10. 导管

金银花

【药用部位】 忍冬科植物忍冬 *Lonicera japonica* Thunb. 的干燥花蕾或带初开的花。

【显微特征】 ①粉末浅黄棕色或黄绿色。②腺毛较多,头部倒圆锥形、类圆形或略扁圆形,4 ~ 33 细胞,排成 2 ~ 4 层,直径 30 ~ 64 ~ 108 μm,柄部 1 ~ 5 细胞,长可达 700 μm。③非腺毛有两种:一种为厚壁非腺毛,单细胞,长可达 900 μm,表面有微细疣状或泡状突起,有的具螺纹;另一种为薄壁非腺毛,单细胞,甚长,弯曲或皱缩,表面有微细疣状突起。④草酸钙簇晶直径 6 ~ 45 μm。⑤花粉粒类圆形或三角形,表面具细密短刺及细颗粒状雕纹,具 3 孔沟。

金银花粉末显微特征见图 2-19。

金银花

笔记栏

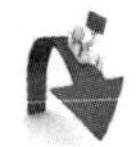

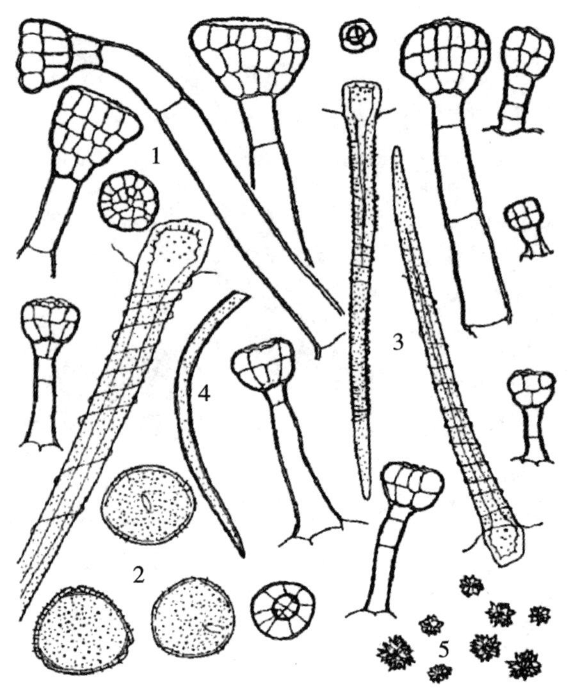

图 2-19　金银花粉末

1. 腺毛　2. 花粉粒　3. 厚壁非腺毛　4. 薄壁非腺毛　5. 草酸钙簇晶

红　花

【药用部位】 菊科植物红花 *Carthamus tinctorius* L. 的干燥花。

【显微特征】 ①粉末橙黄色。②花冠、花丝、柱头碎片多见,有长管状分泌细胞常位于导管旁,直径约至 66 μm,含黄棕色至红棕色分泌物。③花冠裂片顶端表皮细胞外壁突起呈短绒毛状。④柱头和花柱上部表皮细胞分化成圆锥形单细胞毛,先端尖或稍钝。⑤花粉粒类圆形、椭圆形或橄榄形,直径约至 60 μm,具 3 个萌发孔,外壁有齿状突起。⑥草酸钙方晶存在于薄壁细胞中,直径 2 ~ 6 μm。

红花粉末显微特征见图 2-20。

红花

笔记栏

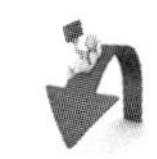

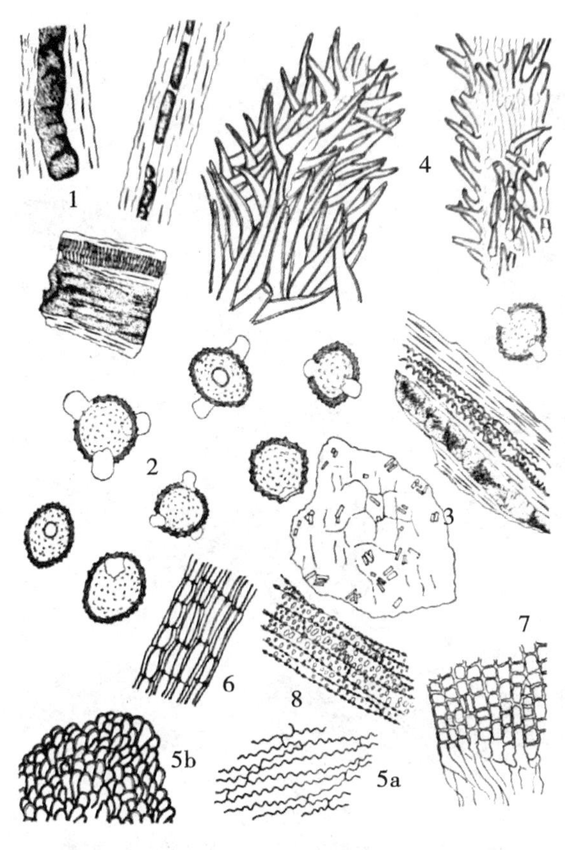

图 2-20　红花粉末

1. 分泌细胞　2. 花粉粒　3. 草酸钙方晶　4. 花柱碎片
5. 花冠裂片表皮细胞(a. 表面观;b. 顶端)　6. 花粉囊内壁细胞
7. 花药基部细胞　8. 网纹细胞

五味子

【药用部位】　木兰科植物五味子 *Schisandra chinensis*（Turcz.）Baill. 的干燥成熟果实,习称“北五味子”。

【显微特征】　①粉末暗紫色。②种皮表皮石细胞表面观呈多角形或长多角形,直径 18～50 μm,壁厚,孔沟极细密,胞腔内含深棕色物。③种皮内层石细胞呈多角形、类圆形或不规则形,直径约至 83 μm,壁稍厚,纹孔较大。④果皮表皮细胞表面观类多角形,垂周壁略呈连珠状增厚,表面有角质线纹;表皮中散有油细胞。⑤中果皮细胞皱缩,含暗棕色物,并含淀粉粒。

五味子

五味子粉末显微特征见图 2-21。

笔记栏

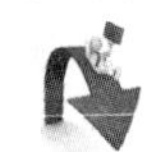

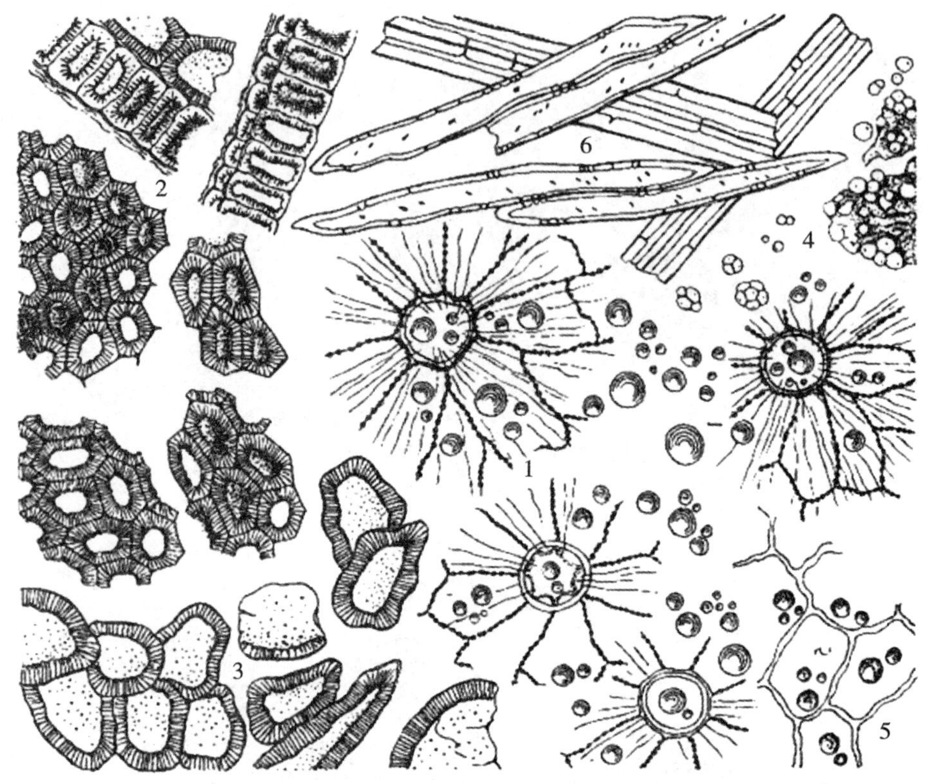

图 2-21　五味子粉末

1. 果皮表皮细胞及油细胞　2. 种皮表皮石细胞　3. 种皮内层石细胞　4. 中果皮组织碎片及淀粉粒　5. 内胚乳细胞　6. 纤维(花托及种脊处,壁厚者韧皮部纤维;壁薄者木质部纤维)

补骨脂

【药用部位】 豆科植物补骨脂 *Psoralea corylifolia* L. 的干燥成熟果实。

补骨脂

【显微特征】 ①粉末灰黄色。②种皮栅状细胞侧面观有纵沟纹,光辉带 1 条,位于上侧近边缘处,顶面观多角形,胞腔极小,孔沟细,底面观呈圆多角形,胞腔含红棕色物。③支持细胞侧面观哑铃形,表面观类圆形。④壁内腺(内生腺体)多破碎,完整者类圆形,由十数个至数十个纵向延长呈放射状排列的细胞构成。⑤草酸钙柱晶细小,成片存在于中果皮细胞中。

补骨脂粉末显微特征见图 2-22。

笔记栏

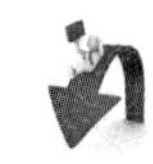

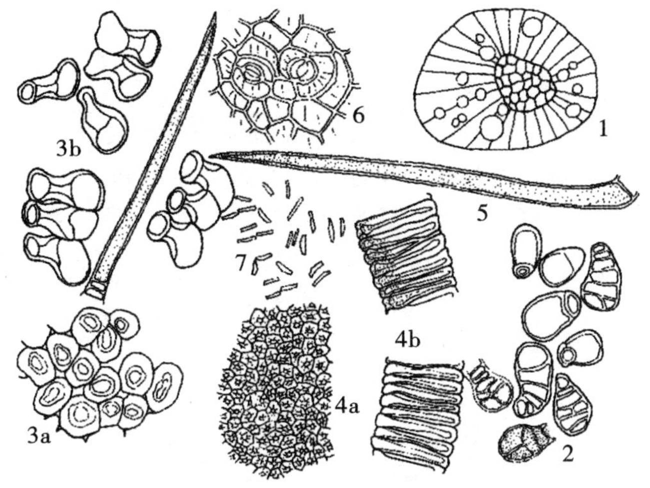

图 2-22　补骨脂粉末

1. 壁内腺　2. 腺毛　3. 种皮支持细胞（a. 顶面观；b. 侧面观）　4. 种皮栅状细胞（a. 顶面观；b. 侧面观）　5. 非腺毛　6. 表皮及气孔　7. 草酸钙小柱晶

小茴香

【药用部位】　伞形科植物茴香 *Foeniculum vulgare* Mill. 的干燥成熟果实。

【显微特征】　①粉末绿黄色或黄棕色。②油管显黄棕色或深红棕色，常已破碎。分泌细胞呈扁平多角形。③镶嵌状细胞为内果皮细胞，5～8 个狭长细胞为 1 组，以其长轴相互做不规则方向嵌列。④内胚乳细胞多角形，无色，壁颇厚，含多数直径约 10 μm 的糊粉粒，每一糊粉粒中含有细小草酸钙簇晶 1 个，直径约 7 μm。

小茴香

小茴香粉末显微特征见图 2-23。

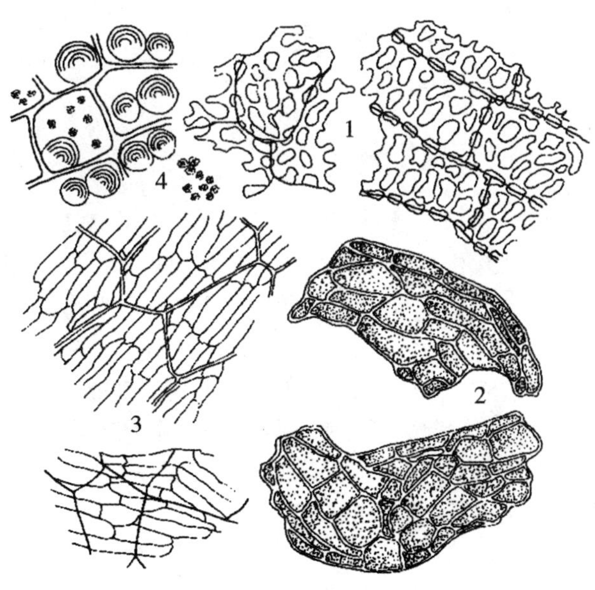

图 2-23　小茴香粉末

1. 网纹细胞　2. 油管碎片　3. 镶嵌状细胞　4. 内胚乳细胞及草酸钙小簇晶

笔记栏

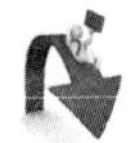

槟　榔

【药用部位】　棕榈科植物槟榔 *Areca catechu* L. 的干燥成熟种子。

【显微特征】　①粉末红棕色至淡棕色。②种皮石细胞，形状不一，有等径的，有呈长方形的，细胞壁不甚厚化。③内胚乳细胞碎片众多，细胞形状不规则，壁颇厚，有大的类圆形壁孔。④糊粉粒直径 5 ~ 10 μm，含拟晶体 1 粒。⑤有的可见少数网纹导管，残留的中果皮纤维，以及有壁孔的薄壁细胞等。

槟榔粉末显微特征见图 2-24。

槟榔

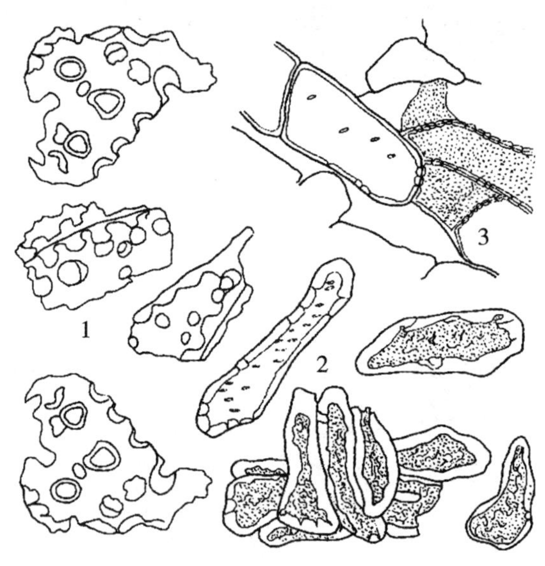

图 2-24　槟榔粉末

1. 内胚乳细胞　2. 种皮石细胞　3. 外胚乳细胞

麻　黄

【药用部位】　麻黄科植物草麻黄 *Ephedra sinica* Stapf 、中麻黄 *Ephedra intermedia* Schrenk et C. A. Mey. 或木贼麻黄 *Ephedra equisetina* Bge. 的干燥草质茎。

【显微特征】　①草麻黄粉末棕色或绿色。②表皮细胞碎片甚多，细胞呈长方形，外壁布满小草酸钙砂晶；气孔特异，内陷，保卫细胞侧面观呈哑铃形或电话听筒形；角质层常破碎，含不规则条块状。③纤维多而壁厚，木化或非木化，狭长，胞腔狭小，常不明显，附有细小众多的砂晶或方晶。④髓部薄壁细胞木化或非木化，常含红紫色或棕色物质，多散出。⑤导管分子端壁具麻黄式穿孔板。

麻黄

麻黄（草麻黄）粉末显微特征见图 2-25。

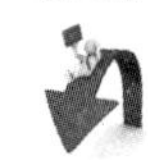

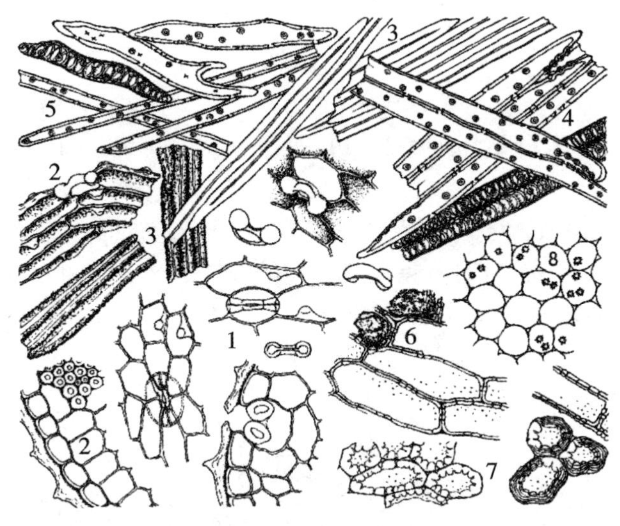

图 2-25 麻黄(草麻黄)粉末

1. 气孔 2. 表皮碎片(示角质层及乳突、嵌晶表皮细胞、嵌晶皮层纤维) 3. 皮层纤维 4. 导管 5. 纤维管胞 6. 髓部细胞及棕色块 7. 石细胞(茎节部位) 8. 皮层薄壁细胞(含小簇晶)

薄 荷

【药用部位】 唇形科植物薄荷 *Mentha haplocalyx* Briq. 的干燥地上部分。

【显微特征】 ①黄绿色。②表皮细胞垂周壁呈波状弯曲,下表皮具众多气孔,为直轴式。③小腺毛头部和柄部都是单细胞,头部类圆形,直径 20 ~ 25 μm;腺鳞较大,头部 8 个细胞,直径可达 90 μm,柄部为单细胞。④非腺毛众多,为 1 ~ 8 个细胞,壁厚,具壁疣,稍弯曲。⑤尚可见螺纹和具缘纹导管,圆形而光滑的淀粉粒等。

薄荷

薄荷粉末显微特征见图 2-26。

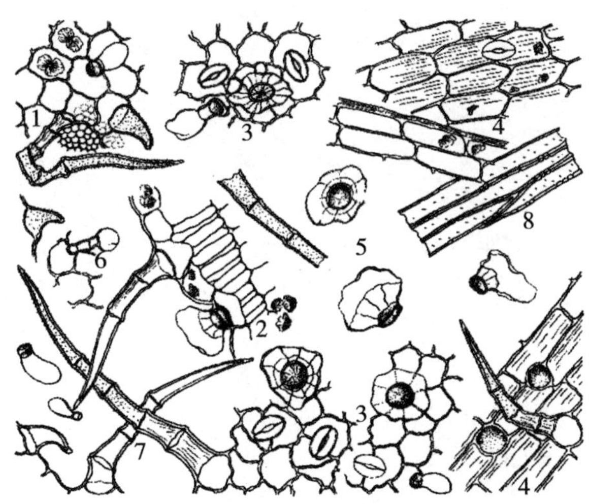

图 2-26 薄荷粉末

1. 叶上表皮细胞表面观(橙皮苷结晶、非腺毛及栅栏组织) 2. 叶上表皮细胞断面观(腺鳞及栅栏组织) 3. 叶下表皮细胞(气孔、腺鳞及小腺毛) 4. 茎表皮细胞(气孔、非腺毛) 5. 腺鳞 6. 小腺毛 7. 非腺毛 8. 木纤维

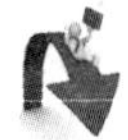

笔记栏

穿心莲

【药用部位】 爵床科植物穿心莲 *Andrographis paniculata*(Burm. f.)Nees 的干燥地上部分。

【显微特征】 ①黄绿色,味极苦。②表皮组织碎片密布气孔,直轴式;上表皮细胞中常含有碳酸钙钟乳体,有时可见两个相接的双钟乳体。③非腺毛圆锥形,1～4 细胞,钝圆,长达 120 μm,具角质纹理。④腺鳞扁球形,头部由 4～8 细胞组成,柄部为单细胞。

穿心莲

穿心莲粉末显微特征见图 2-27。

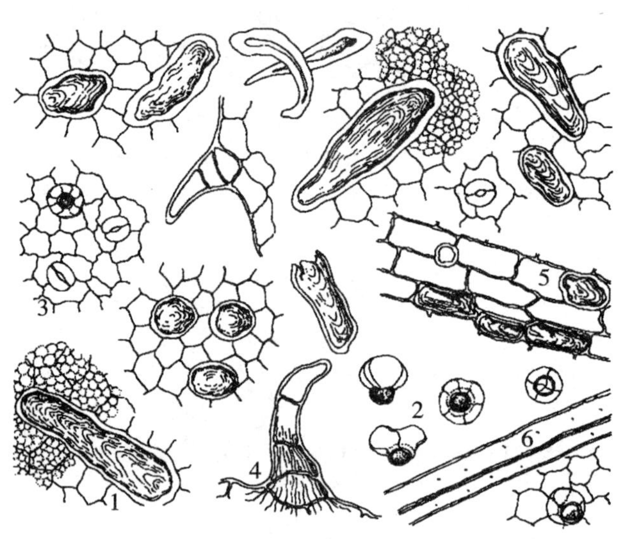

图 2-27　穿心莲粉末

1. 含钟乳体晶细胞　2. 腺鳞　3. 气孔　4. 非腺毛　5. 茎表皮细胞　6. 茎木纤维

猪　苓

【药用部位】 多孔菌科真菌猪苓 *Polyporus umbellatus*(Pers.)Fries 的干燥菌核。

【显微特征】 ①粉末灰黄白色。②菌丝散在或黏结成团,多数无色,少数黄棕色至黑棕色(外层菌丝),菌丝细长弯曲,有分枝,直径 1.5～3 μm,少数可达 13 μm。③菌丝间有众多草酸钙方晶,大多呈正方八面体形、规则的双锥八面体形或不规则多面体,直径 3～32 μm(或 64 μm),有时可见数个结晶聚在一起。

猪苓

猪苓粉末显微特征见图 2-28。

笔记栏

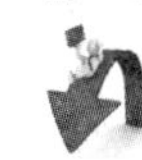

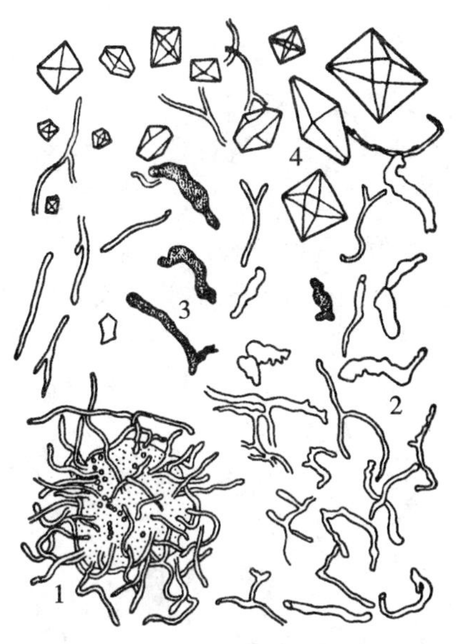

图 2-28　猪苓粉末

1. 菌丝团　2. 无色菌丝　3. 棕色菌丝　4. 草酸钙方晶

珍　珠

【药用部位】　珍珠贝科动物马氏珍珠贝 *Pteria martensii*(Dunker)、蚌科动物三角帆蚌 *Hyriopsis cumingii*(Lea)或褶纹冠蚌 *Cristaria plicata*(Leach) 等双壳类动物受刺激形成的珍珠。

【显微特征】　①粉末类白色。②不规则碎块,半透明,具彩虹样光泽。③表面显颗粒性,由数至十数薄层重叠,片层结构排列紧密,可见致密的成层线条或极细密的微波状纹理。

珍珠粉末显微特征见图 2-29。

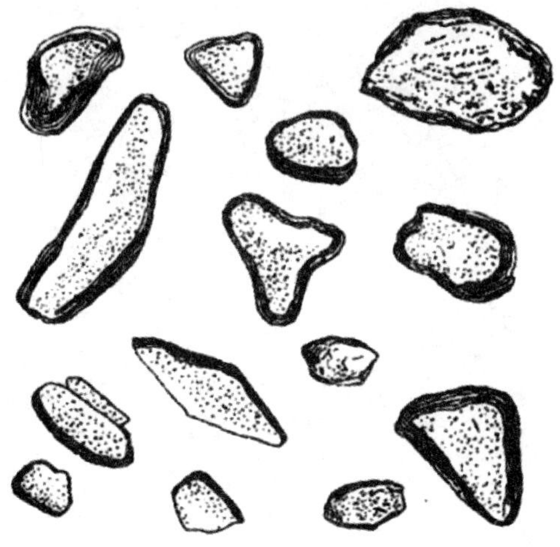

图 2-29　珍珠粉末

珍珠

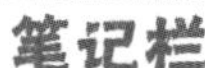

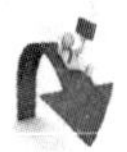

石　膏

【药用部位】 硫酸盐类矿物硬石膏族石膏,主含含水硫酸钙($CaSO_4 \cdot 2H_2O$)。

【显微特征】 ①粉末白色。②不定形晶体:较大,极多,白色半透明,呈不规则块状,边缘不规则,多层重叠,长 75～175 μm,直径 20～125 μm。③近方晶体;不规则方形,长方形,表面光滑或可见斜的顺纹,边缘不整齐或有棱角。④可见颗粒状晶体。

石膏

石膏粉末显微特征见图 2-30。

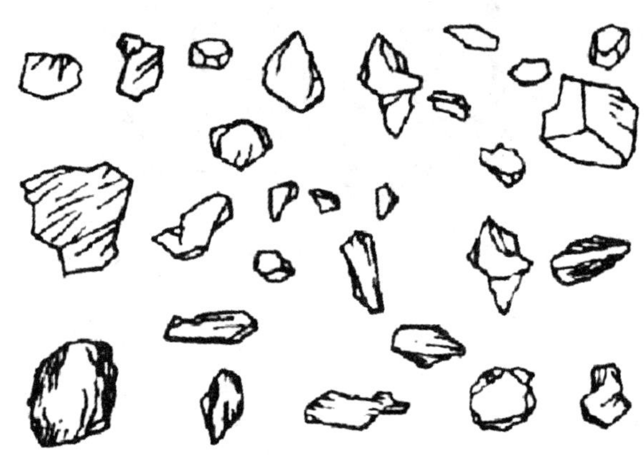

图 2-30　石膏粉末

(张晓霞)

笔记栏
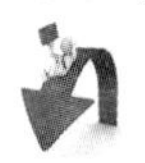

第三部分
中药调剂技能

项目一　审查处方

任务一　审查处方基础知识

一、实训目的

1. 掌握处方的类型,熟悉处方的概念和意义。
2. 熟悉处方的格式。
3. 能够明确分析处方的类型和格式。

二、知识储备

(一)处方的概念

处方俗称药方。《处方管理办法》中处方的定义:处方是指由注册的执业医师和执业助理医师(以下简称医师)在诊疗活动中为患者开具的,由取得药学专业技术职务任职资格的药学专业技术人员(以下简称药师)审核、调配、核对,并作为患者用药凭证的医疗文书。处方包括医疗机构病区用药医嘱单。

中药处方是中医师辨证论治的书面记录和凭证。反映了医师的辨证立法和用药要求,既是给调剂人员的书面通知,又是中药调剂的工作依据,也是计价、统计凭证。

(二)处方的意义

处方具有法律、技术和经济上的意义。

处方具有法律上的意义在于在调查和处理医患纠纷或医疗事故时,处方是最重要的法律依据,若医师用药或药师调配不当造成医疗事故,按照相应的法律法规,医师或药师要负法律责任。

处方具有技术上的意义在于医师在处方中写明了药品名称、剂量、剂数及用法用量,或为药学专业技术人员调剂发放药品、指导用药提供依据。

处方具有经济上的意义在于处方是作为患者已经缴费的凭证,处方也是统计医疗药品消耗情况、预算采购药品的依据。

(三)处方的类型

在医疗工作中,处方种类繁多,分类的角度和方法也不同,通常有以下分类。

笔记栏

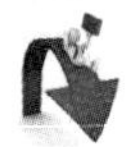

1. 经方　《黄帝内经》《伤寒论》《金匮要略》等经典著作中所记载的方剂。大多数方剂组方严谨,疗效确切,经长期临床实践沿用至今。

2. 时方　泛指从清代至今出现的方剂,它在经方基础上有很大发展。

3. 法定处方　《中华人民共和国药典》《国家食品药品监督管理局国家药品标准》中所收载的处方,它具有法律的约束力。比如,冠心苏合丸由苏合香、冰片、乳香(制)、檀香、土木香组成。

4. 协定处方　由医院药房根据经常性医疗需要,与医师协商制订的方剂。它主要解决配方数量多的处方,做到预先配制与贮备,以加快配方速度,缩短患者候药时间。同时,还可减少忙乱造成的差错,提高工作效率,保证配方质量。

5. 秘方　又称禁方。医疗上有独特疗效、不轻易外传(多系祖传)的药方。

6. 单方　是配伍比较简单而有良好药效的方剂,往往只有一两味药,力专效捷,服用简便。

7. 验方　是指民间积累的经验方,简单而有效。这类方剂,均系民间流传并对某些疾病有效的药方。由于患者体质、病情各异,在使用时,最好有医师指导,以防发生意外。

8. 医师临证处方　是指医师为患者治病用药所拟定的书面文书。又称医疗处方,是针对性强的特定处方,临床实践中广泛应用。

9. 电子处方　医师利用计算机开具普通处方时,需同时打印纸质处方,其格式与手写处方一致,打印的处方经签名后有效。药学专业技术人员核发药品时,必须核对打印处方无误后发放药品,并将打印处方收存备查。

(四)处方的格式

1. 前记、正文、后记的内容　《处方管理办法》中规定:处方标准由卫生部统一规定,处方格式由省、自治区、直辖市卫生行政部门统一制定,处方由医疗机构按照规定的标准和格式印制。一般包括前记、正文和后记。

(1)前记　包括医疗机构名称、费别,患者姓名、性别、年龄、门诊或住院病历号,科别或病区,床位号、临床诊断、开具日期等。可添列特殊要求的项目。

麻醉药品和第一类精神药品处方还应当包括患者身份证号、代办人姓名、代办人身份证号。

(2)正文　以 Rp 或 R(拉丁文 Recipe“请取”的缩写)标示,分列中药饮片名称、用法用量,或药品名称、剂型、规格、数量、用法用量。

(3)后记　医师签名或者加盖专用签章,药品金额及审核、调配,核对、发药药师签名或者加盖专用签章。

2. 处方颜色规定

(1)普通处方的印刷用纸为白色,右上角标注“普”。

(2)急诊处方印刷用纸为淡黄色,右上角标注“急诊”。

(3)儿科处方印刷用纸为淡绿色,右上角标注“儿科”。

(4)麻醉药品和第一类精神药品处方印刷用纸为淡红色,右上角标注“麻、精一”。

(5)第二类精神药品处方印刷用纸为白色,右上角标注“精二”。

3. 处方的有效期及保存　处方的有效期:①处方为开具当日有效;②特殊情况下需延长有效期的,由开具处方的医师注明有效期限,但有效期最长不得超过 3 d。

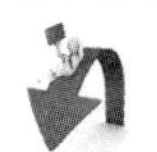

处方由调剂、出售处方药品的医疗、预防、保健机构或药品零售企业妥善保存。保存期限：普通处方、急诊处方、儿科处方保存1年。医疗用毒性药品、第二类精神药品及戒毒药品处方保留2年。麻醉药品和第一类精神药品处方保留3年。处方保存期满后，经医疗机构主要负责人批准、登记备案，方可销毁。

4. 中药处方的书写要求 《国家中医药管理局关于印发中药处方格式及书写规范的通知》对中药处方的格式、要求做了明确的规定。中药饮片处方的书写，应当遵循以下要求。

（1）应当体现“君、臣、佐、使”的特点要求。

（2）名称应当按《中华人民共和国药典》规定准确使用，《中华人民共和国药典》没有规定的，应当按照本省（自治区、直辖市）或本单位中药饮片处方用名与调剂给付的规定书写。

（3）剂量使用法定剂量单位，用阿拉伯数字书写，原则上应当以克（g）为单位，“g”（单位名称）紧随数值后。

（4）调剂、煎煮的特殊要求注明在药品右上方，并加括号，如打碎、先煎、后下等。

（5）对饮片的产地、炮制有特殊要求的，应当在药品名称之前写明。

（6）根据整张处方中药味多少选择每行排列的药味数，原则上要求横排及上下排列整齐。

（7）中药饮片用法用量应当符合《中华人民共和国药典》规定，无配伍禁忌；有配伍禁忌和超剂量使用时，应当在药品上方再次签名。

（8）中药饮片剂数应当以“剂”为单位。

（9）处方用法用量紧随剂数之后，包括每日剂量、采用剂型（水煎煮、酒泡、打粉、制丸、装胶囊等）、每剂分几次服用、用药方法（内服、外用等）、服用要求（温服、凉服、顿服、慢服、饭前服、饭后服、空腹服等）等内容，例如，每日一剂，水煎400 mL，分早、晚2次空腹温服。

（10）按毒麻药品管理的中药饮片的使用应当严格遵守有关法律、法规和规章的规定。

三、实训内容

要求：请扫描二维码（处方集），写明处方号，处方的前记、正文和后记。

处方号：

处方集

前记：

正文：

后记：

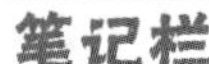
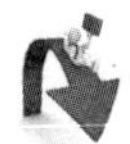

任务二　审查处方注意事项

一、实训目的

1. 掌握处方药名的正名，熟悉其别名和并开名。
2. 能够根据处方做出合理的临床诊断。
3. 掌握常见的用药禁忌、妊娠禁忌、饮食禁忌内容。
4. 明确有毒中药的剂量和使用注意事项。
5. 熟悉有特殊用法的中药。
6. 了解汤剂的服药方法及用法用量。

二、知识储备

（一）正名、别名和并开名

1. 正名　目前对处方中的药名，以现行《中华人民共和国药典》收载的药品名称为正名；药典未收载的药品则以《中华人民共和国卫生部药品标准》收载的药品名称为正名；以上两个标准中均未收载的药品，则以地区医药部门的有关规定和《中药大辞典》的药品名称为正名。其他的中药名均为别名。

2. 别名　调剂人员在掌握药物正名的同时，也应熟悉本地区常用的药物别名，以保证正确配付药物。别名是指除正名以外的中药名称。多数中药饮片除正名外，还有一至多个别名。别名有一定的来历和解释，有的是在中药正名前冠以道地产地、采收季节、质量等方面的要求而构成，如怀牛膝、杭麦冬、霜桑叶、绵茵陈、明雄黄、肥知母、松贝等；有的是在用音、用字、用意等方面带有很强的地方性，如川军、枣皮、坤草、虫衣、红灯笼等。调剂人员应掌握常用中药饮片处方正名和别名知识（表 3–1），查看处方时应注意有无别名，并根据其正名准确调配处方。

表 3–1　常用中药正名和别名对照

分类	正名	别名
解表类药	防风	口防风、软防风、旁风、屏风
	辛夷	辛夷花、木笔花、望春花
	荆芥	荆芥咀、假苏
	白芷	香白芷、杭白芷、川白芷
	桑叶	冬桑叶、霜桑叶
	菊花	白菊花、黄菊花、甘菊花、茶菊花、杭菊、滁菊、亳菊、贡菊
	葛根	粉葛根、甘葛根
	西河柳	山川柳、柽柳
	薄荷	苏薄荷、南薄荷
	升麻	绿升麻
	蝉蜕	蝉衣、虫衣、仙人衣
	牛蒡子	炒牛蒡子、大力子、鼠粘子

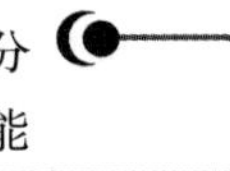

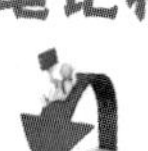

续表 3-1

分类	正名	别名
清热类药	石膏	生石膏
	知母	肥知母、毛知母、知母肉
	盐知母	炒知母
	夏枯草	夏枯球
	芦根	干芦根、芦根咀、苇根
	天花粉	花粉、瓜蒌根、栝楼根
	黄连	川黄连、味连、雅连、云连
	黄芩	枯黄芩、条芩、子芩
	黄柏	黄檗、川黄柏、关黄柏
	龙胆	龙胆草
	地黄	生地、生地黄
	牡丹皮	粉丹皮、丹皮
	玄参	元参、黑元参、乌元参、润元参
	白茅根	茅根、干茅根
	金银花	银花、忍冬花、双花、二花、二宝花、南银花
	忍冬藤	金银藤、二花藤
	野菊花	苦薏
	秦皮	白蜡树皮
	牛黄	京牛黄、丑宝
	射干	乌扇
	鱼腥草	蕺菜
	蒲公英	黄花地丁、婆婆丁
	北豆根	蝙蝠葛根
	山豆根	南豆根、广豆根
	青果	干青果、橄榄
	藏青果	西青果
	锦灯笼	酸浆、灯笼儿、红姑娘、挂金灯
	土茯苓	仙遗粮、冷饭团、奇粮
	地骨皮	枸杞根皮
泻下类药	大黄	锦纹、将军、川军
	芒硝	朴硝、皮硝、马牙硝
	玄明粉	元明粉、风化硝
	火麻仁	麻子仁、麻仁、大麻仁
	蓖麻子	大麻子
	亚麻子	胡麻子

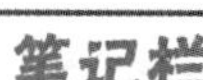
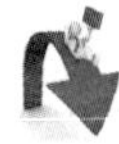

续表 3-1

分类	正名	别名
泻下类药	郁李仁	欧李仁、山樱桃
	牵牛子	黑丑、白丑、二丑、炒二丑、炒牵牛子
	红大戟	红芽大戟
	京大戟	大戟
	番泻叶	泄叶
	千金子	续随子
祛风湿类药	桑枝	嫩桑枝、童桑枝
	防己	粉防己
	木瓜	宣木瓜
	香加皮	北五加皮、杠柳皮
	蛇蜕	蛇皮、龙衣
芳香化湿类药	砂仁	缩砂仁、缩砂、阳春砂、春砂仁
	豆蔻	白豆蔻、白蔻仁
利水类药	茯苓	白茯苓、云茯苓、赤茯苓、赤苓
	泽泻	建泽泻
	薏苡仁	薏米、苡仁、苡米
	茵陈	绵茵陈、茵陈蒿
	金钱草	过路黄、对坐草
	通草	白通草、方通草、通脱木
	冬葵果	冬葵子
温里类药	肉桂	紫肉桂、上肉桂、肉桂心、桂心、玉桂
	肉桂子	桂丁、桂丁香
	丁香	公丁香、紫丁香
	母丁香	鸡舌香
	花椒	青花椒、川椒、署椒、青川椒
	胡椒	白胡椒、古月
理气类药	陈皮	橘皮、广陈皮
	枳壳	江枳壳、炒枳壳、麸炒枳壳
	沉香	海南沉、伽南沉、落水沉香
	香附	香附米、莎草根
	川楝子	金铃子
	橘红	广橘红
	化橘红	毛橘红、尖化红
	梅花	白梅花、绿萼梅

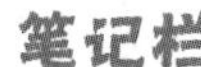

笔记栏

续表 3–1

分类	正名	别名
消食类药	莱菔子	萝卜子
	鸡内金	鸡黄皮、鸡肫皮
	神曲	六神曲
	建曲	建神曲、范志曲
驱虫类药	槟榔	花槟榔、大腹子、海南子
止血类药	茜草	红茜草
	炮姜	姜炭
	三七	田七、参三七、旱三七
	白及	白芨
活血化瘀类药	丹参	紫丹参
	川芎	坝川芎
	牛膝	怀牛膝、淮牛膝
	鸡血藤	密花豆
	大血藤	红藤
	土鳖虫	地鳖虫、土元、苏土元、盖子虫、簸箕虫
	西红花	番红花、藏红花
	红花	草红花、红蓝花
	凌霄花	紫葳花
	益母草	坤草
	茺蔚子	坤草子、三角胡麻
	延胡索	玄胡索、元胡
化痰止咳平喘类药	款冬花	款冬、冬花
	旋覆花	旋复花、金沸花
	白果	银杏
	胖大海	蓬大海、安南子
	川贝母	川贝、松贝、青贝、炉贝
	浙贝母	贝母、象贝、元宝贝
	竹茹	淡竹茹、竹二青、青竹茹
	芥子	白芥子
	瓜蒌	栝楼、全瓜蒌
	浮海石	海浮石
	海藻	海蒿子、羊栖菜
	洋金花	曼陀罗花、风茄花

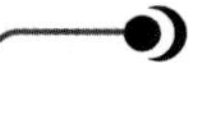

笔记栏

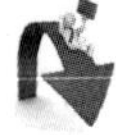

续表 3-1

分类	正名	别名
安神类药	酸枣仁	枣仁、炒枣仁、炒酸枣仁
	朱砂	辰砂、丹砂
平肝息风类药	决明子	草决明、马蹄决明
	全蝎	全虫
	赭石	代赭石
	蒺藜	刺蒺藜、白蒺藜
	地龙	广地龙、蚯蚓
	天麻	明天麻、赤箭
	僵蚕	天虫
开窍类药	冰片	龙脑香、梅片、梅花冰片、艾片
补虚类药	五加皮	南五加皮
	玉竹	明玉竹
	北沙参	莱阳沙参、辽沙参
	南沙参	空沙参、泡参
	山药	怀山药、淮山药、薯蓣
	淫羊藿	仙灵脾
	肉苁蓉	大云、淡大云
	沙苑子	潼蒺藜、沙苑蒺藜
	山茱萸	山萸肉、萸肉、枣皮
	肉豆蔻	肉果、玉果
	首乌藤	夜交藤
	西洋参	洋参、花旗参
	狗脊	金毛狗脊
	益智	益智仁
	杜仲	川杜仲、炒杜仲、盐杜仲、盐炙杜仲、杜仲炭
	人参	园参、红人参、红参、白人参、白参、生晒参
	党参	台党参、西党参、潞党参、川党参
	生白术	白术
	土白术	土炒白术
	甘草	生草、皮草、粉甘草、甜甘草、粉草
	炙甘草	蜜炙甘草
	白芍	芍药、白芍药
	炒白芍	炒芍药、清炒白芍

续表 3-1

分类	正名	别名
补虚类药	酒白芍	酒芍、酒炒白芍
	巴戟天	巴戟、肥巴戟、炙巴戟、巴戟肉
	鹿茸	鹿茸片、梅花鹿茸、黄毛鹿茸、黄毛茸、马鹿茸、青毛鹿茸、青毛茸
	鹿角	鹿角镑、鹿角片
	鹿角霜	鹿角霜
	鹿肾	鹿鞭
	狗肾	黄狗肾、柴狗肾
	鹿角胶	鹿胶
	旱莲草	墨旱莲、醴肠
	当归	全当归、秦当归、西当归
	酒当归	酒炒当归
	骨碎补	申姜
	补骨脂	破故纸
	胡芦	芦巴子
	麦冬	麦门冬、明麦冬、寸冬、杭麦冬
	天冬	天门冬、明天冬
	龙眼肉	桂圆肉
	太子参	童参、孩儿参
收涩类药	桑螵蛸	螳螂子
	海螵蛸	乌贼骨、墨斗鱼骨
	诃子	诃黎勒、诃子肉
	芡实	鸡头米
	五味子	北五味、南五味、辽五味、炙五味子
	禹余粮	禹粮石
	罂粟壳	米壳、御米壳
外用类药	守宫	天龙、壁虎
	硼砂	月石
	马钱子	番木鳖
	红粉	红升丹
	雄黄	明雄黄、腰黄
	蟾蜍	干蟾皮、干蟾
	儿茶	孩儿茶
	钟乳石	石钟乳
	夜明砂	蝙蝠粪
	望月砂	野兔粪

笔记栏

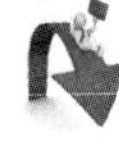

续表 3-1

分类	正名	别名
其他类药	土贝母	假贝母
	常山	鸡骨常山
	土贝母	假贝母
	天仙子	莨菪子
	闹羊花	羊踯躅
	苦丁茶	丁茶

3. 并开药名　并开药名是指处方中将 2 ~ 3 种药物合并开在一起缩写。主要是医师处方求其简略。

并开其意图大致有两种：一是疗效基本相同的药物，如二冬即天冬和麦冬，都具有养阴、益胃、清心肺作用；二活即羌活和独活，都具有祛风胜湿、止痛作用；焦三仙即焦神曲、焦山楂、焦麦芽三药，均有消食健胃作用，所以常并开同用。二是配伍时使其产生协同作用，如知柏即知母和黄柏，其配伍能增强滋阴降火作用。

必须注意处方中并开药名以不得含糊和不得引起误解为准。另外，尚须注意各地区并开用药习惯不同，处方应付有差异。调剂人员应了解常见并开药应付，保证配方迅速正确。凡用量写“各”字，两种药应各称此分量，如芦茅根各 10 g，则称芦根 10 g、白茅根 10 g；若只写芦茅根 10 g，则芦根、白茅根各称 5 g。常用中药饮片并开药名与调配应付详见表 3-2。

表 3-2　常用中药饮片并开药名与调配应付

并开药名	调配应付
二丑	黑牵牛子、白牵牛子
二乌	川乌、草乌
二风藤	青风藤、海风藤
二冬	天冬、麦冬
二术	苍术、白术
二母	知母、贝母
二决明	石决明、决明子
二地	生地黄、熟地黄
二地丁	蒲公英、紫花地丁
二芍	赤芍、白芍
二芽	谷芽、麦芽
二活	羌活、独活
二胡	柴胡、前胡
二蒺藜	蒺藜、沙苑子

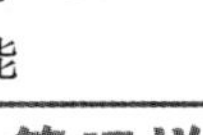

续表 3-2

并开药名	调配应付
杏苡仁	苦杏仁、薏苡仁
羌独活	羌活、独活
芦茅根	芦根、白茅根
苍白术	苍术、白术
谷麦芽	谷芽、麦芽
赤白芍	赤芍、白芍
乳没	乳香、没药
川怀膝	川牛膝、牛膝
川草乌	川乌、草乌
天麦冬	天冬、麦冬
冬瓜皮子	冬瓜皮、冬瓜子
生炒蒲黄	生蒲黄、炒蒲黄
生熟地	生地黄、熟地黄
生熟薏米	生薏苡仁、炒薏苡仁
白术芍	白术、白芍
龙牡	龙骨、牡蛎
全紫苏	紫苏叶、紫苏梗、紫苏子
全藿香	广藿香叶、广藿香梗
知贝母	知母、贝母
知柏	知母、黄柏
金银花藤	金银花、忍冬藤
青陈皮	青皮、陈皮
枳壳实	枳壳、枳实
砂蔻仁	砂仁、豆蔻
茯苓神	茯苓、茯神
荆防	荆芥、防风
柴前胡	柴胡、前胡
桃杏仁	桃仁、苦杏仁
荷叶梗	荷叶、荷梗
猪茯苓	猪苓、茯苓
棱术	三棱、莪术
焦三仙	焦神曲、焦山楂、焦麦芽

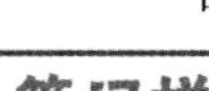

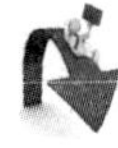

续表 3-2

并开药名	调配应付
焦四仙	焦三仙、焦槟榔
黑白丑	黑牵牛子、白牵牛子
腹皮子	大腹皮、槟榔
藿佩兰	广藿香、佩兰

（二）临床诊断合理性

审查处方用药与临床诊断的相符性是处方审查的难点，对审方人员提出了更高的要求，这也是《药品经营质量管理规范》中明确审方需由执业药师来负责的根本原因。在处方“前记”中有“临床诊断”一项，审查处方用药与临床诊断的相符性就是审查处方中所开药物是否能有效治疗此项中所标示的病证，实际上审查的就是处方所用药物的合理性，即合理用药问题。

合理用药就是将适当的药物，以适当的剂量，在适当的时间，经适当的途径，给适当的患者使用适当的疗程，达到适当的治疗目标。要达到中药合理使用的目的，就需要审方药师运用中医药综合知识，在充分了解患者疾病和中药性能的基础上，安全、有效、简便、经济地使用药物。

在实际临床工作中，遇到的不合理用药主要表现在：用药指征不明确、违反禁忌证、给药剂量过大或过小、疗程过长或过短、给药途径不适宜、给药方法不当、合并用药过多、盲目选用贵重药等。

针对不合理用药情况，药房药师就需要针对以上表现进行审查。

1. 正确“辨证”合理用药　中医治疗疾病讲究“辨证施治”，通过“望、闻、问、切”搜集患者的各种病情资料，运用中医基本理论来辨识疾病的不同属性及变化规律，结合病因进行分析归纳，做出正确诊断，称为“辨证”，根据“辨证”定出治病法则、处方、用药，即“辨证施治”。因此，合理应用中药必须根据正确的“辨证”，作为药师，重点就是审核“用药”与“证”或“病”的匹配性。

2. 注意禁忌合理用药　在审查处方安全性时，请参照配伍禁忌的内容。

3. 注意给药剂量　要根据患者的病情及其年龄、性别、病理生理状态等情况，审查处方中药饮片剂量，重点是出现的违禁忌用药。因患者的生活习惯和个体差异的不同，对药物的反应也不同，将影响药物的有效性和安全性，特别是儿童、老年人因对药物代谢能力不全或衰退，身体耐受性较差，易发生药物蓄积，引起毒性反应。此外患者的营养水平、健康水平、脏器功能、是否妊娠等，均影响对药物的代谢能力和耐受能力，以及毒性反应的发生与严重程度。因此要审查给药剂量，对常规给药剂量不必过多关注，对超常规用药的给药剂量要重点关注。

4. 注意用药疗程　中药的疗程，要根据病情来确定，没有定规。对于病情变化较快的疾病，一般服用 2 ~ 3 剂后调整一次处方，对于慢性病，一般服用 5 ~ 7 剂后调整处方，对于一些需长期用药的疾病，一般也需服用 10 ~ 15 剂后调整处方。作为社会药房药师，要结合患者实际情况来建议用药疗程，不能一味追求经济效益而任意延长患者服药疗程。

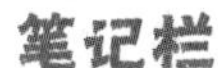

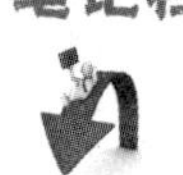

5. 注意给药途径　中药处方的常规使用方法就是煎煮，其给药途径是内服和外用两种，要注意内服用药可以外用，但外用药一般都不能内服。

6. 要合理配伍，避免盲目选用贵重药　合理配伍组方可以起到协调药物偏性、增强药物疗效、降低药物毒性、减少不良反应发生的作用。反之，配伍不当可造成药效降低甚至毒性增大，产生不良反应。应充分考虑药物间的相互作用，避免不合理配伍。对于贵重药，要根据患者病情需要来选择使用，不能不辨病证，随意使用。

7. 社会药房要严格自律，不能一味地追求经济利益，要多从患者的角度去考虑，只有真诚地为广大患者提供了优质的用药服务，才能使药房事业有好的发展前景。

（三）中药配伍与用药禁忌

1. 中药配伍　在辨证论治的基础上，根据病情需要和药物的性质，按照一定组方的法则将两味以上的药物配合应用称为中药配伍。中药方剂的组合，并不是药物间的堆砌，而是具有一定的法则，除按“君、臣、佐、使”原则组方外，具体用药时还要注意药物之间的相互关系，讲究配伍方法。古代医家总结归纳出“七情”配伍理论，即单行、相须、相使、相畏、相杀、相恶、相反。其中除“单行”外，其余均是阐述药物的配伍关系。

（1）单行　为单用一味主药，如独参汤等。

（2）相须　即两种以上功效相似的药物配伍使用，以发挥协同作用，增强疗效。如大黄配芒硝，则泻下作用更强；石膏配知母，可加强清热作用。

（3）相使　即君药与臣药配伍，相互增强作用。如黄芪配茯苓，治疗气虚水肿，以黄芪补气为主，茯苓利水为辅，而茯苓有利于黄芪补气，黄芪又有助于茯苓利水。

（4）相畏　即一种药物能抑制另一种药物的毒性和烈性。如半夏畏生姜，生姜可消除或减低半夏的毒性。

（5）相杀　即一种药物能消除或减弱另一种药物的毒性或副作用。如绿豆能解巴豆毒，防风能解砒霜毒等。

（6）相恶　即两种药物配合应用后，能互相抑制、降低或丧失药效，如人参恶莱菔子，人参恶皂荚，生姜恶黄芩等。

（7）相反　即两种药物合用，可以产生毒性或副作用。如乌头反半夏，甘草反甘遂、芫花、大戟等。

以上的“七情和合”是中医临床经验的总结，说明古人对药物的配伍是很重视的。药物配伍以相须、相使者为佳，相须、相使配伍应用可产生协同作用，增强疗效或扩大其治疗范围，临床配方时要充分利用。有毒宜制可用相杀、相畏，勿用相反、相恶。相畏、相杀是药物之间有不同程度的拮抗作用，有利于减弱或消除毒副作用，在应用毒性或剧烈药时，须考虑选用。相恶、相反属于配伍禁忌，原则上应避免使用。

2. 用药禁忌

（1）配伍禁忌　是指有些药物相互配伍后能产生拮抗作用。历代医药书籍对配伍禁忌的论述不尽相同，影响较大的有《儒门事亲》中的“十八反”和《医经小学》中的“十九畏”，并编成歌诀，便于习诵。

“十八反”歌诀和“十九畏”歌诀是古代医家用药的经验总结，我们必须对歌诀所记述的药对采取慎重态度，避免盲目配伍应用。

1）“十八反”歌诀　本草明言十八反，半蒌贝蔹及攻乌，藻戟遂芫俱战草，诸参辛芍叛藜芦。

笔记栏

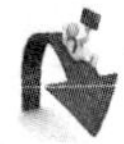

“十八反”歌决的含意：乌头（川乌、草乌、附子）反半夏、瓜蒌、瓜蒌子、瓜蒌皮、天花粉、川贝母、浙贝母、平贝母、伊贝母、湖北贝母、白蔹、白及；甘草反海藻、京大戟、红大戟、甘遂、芫花；藜芦反人参、人参叶、西洋参、北沙参、南沙参、丹参、玄参、苦参、细辛、赤芍、白芍。

2）“十九畏”歌诀　硫黄原是火中精，朴硝一见便相争。水银莫与砒霜见，狼毒最怕密陀僧。巴豆性烈最为上，偏与牵牛不顺情，丁香莫与郁金见，牙硝难合荆三棱。川乌、草乌不顺犀，人参最怕五灵脂。官桂善能调冷气，若逢石脂便相欺。

“十九畏”歌决的含意：硫黄畏朴硝，水银畏砒霜，狼毒畏弥陀僧，巴豆畏牵牛，丁香畏郁金，牙硝畏三棱，川乌、草乌畏犀角，人参畏五味子，官桂畏石脂。

“十八反”“十九畏”中反、畏诸药，相沿皆为配伍禁忌。但其中个别药物，历代医家亦有配伍之例。如甘遂半夏汤中甘草与甘遂合用，感应丸中巴豆同牵牛相配等。尽管如此，药剂人员仍须熟记歌诀，严守尽职，若发现有配伍禁忌的处方，应及时与医师联系，重新签字后再行调配。

（2）妊娠禁忌　能影响胎儿生长发育、有致畸作用，甚至造成堕胎的中药为妊娠禁忌用药，妇女在妊娠期间应禁止使用。我们要重视妊娠禁忌，主要是因为：①对母体不利；②对胎儿不利；③对产程不利。

妊娠禁忌药的使用原则有以下几点。

1）如无特殊必要，应尽量避免使用，以免发生事故。

2）应注意辨证准确，掌握好剂量与疗程，尽量减轻药物对妊娠的危害，做到用药有效而安全。

3）非使用猛烈药物而病不除者，则应慎重考虑，医师在处方药物上另加签字以示负责。

现行《中华人民共和国药典》中规定的妊娠禁用药、妊娠慎用药、妊娠忌用药包括以下药物。

妊娠禁用药：为毒性中药，凡禁用的中药绝对不能使用。如丁公藤、三棱、干漆、土鳖虫、千金子、千金子霜、川乌、马钱子、马钱子粉、马兜铃、天仙子、天仙藤、巴豆、巴豆霜、水蛭、甘遂、朱砂、全蝎、红粉、芫花、两头尖、阿魏、京大戟、闹羊花、草乌、制草乌、牵牛子、轻粉、洋金花、莪术、猪牙皂、商陆、斑蝥、雄黄、黑种草子、蜈蚣、罂粟壳、麝香。

妊娠慎用药：一般包括通经祛瘀、行气破滞及药性辛热的中药。慎用的中药可根据孕妇患病的情况，酌情使用。但没有特殊必要时应尽量避免使用，以免发生事故。如人工牛黄、三七、大黄、川牛膝、制川乌、小驳骨、飞扬草、王不留行、天花粉、天南星、制天南星、天然冰片、木鳖子、牛黄、牛膝、片姜黄、艾叶、白附子、玄明粉、芒硝、西红花、肉桂、华山参、冰片、红花、芦荟、苏木、牡丹皮、体外培育牛黄、皂矾（绿矾）、没药、附子、苦楝皮、郁李仁、虎杖、金铁锁、乳香、卷柏、草乌叶、枳壳、枳实、禹州漏芦、禹余粮、急性子、穿山甲、桂枝、桃仁、凌霄花、益母草、通草、黄蜀葵花、常山、硫黄、番泻叶、蒲黄、漏芦、赭石、薏苡仁、瞿麦、蟾酥。

妊娠忌用药：大多为毒性较强或药性猛烈的中药，应避免使用。如大皂角、天山雪莲。

（3）饮食禁忌　服药期间的饮食禁忌，俗称“忌口”，指服药期间不宜同时进食与药性相反或影响治疗效果的食物，注意服药与调养相结合。

1）一般禁忌　一般宜少食肉类、豆类、海鲜类、生冷及不易消化的食物，饮食宜清淡。

2）针对具体病证禁忌　服清热药时不宜吃辛辣助热类的食物；服解表透疹药宜少食生冷酸味食物；服温中祛寒药时不宜吃生冷助寒类的食物；服健脾消食药时不宜吃油腻、不易消化的食物；服镇静安神药时不宜进食辛辣、酒、浓茶等刺激和兴奋性的食物；服解毒、收敛药时不宜吃“发物”，如姜、椒、酒、鲤鱼等类的食物；服用滋补药宜少饮茶。

此外要注意有些药物有特殊忌口，如人参忌萝卜，鳖甲忌苋菜，甘草忌鲢鱼，常山忌葱，茯苓忌醋，薄荷忌鳖肉，蜂蜜忌葱，甘草、桔梗、黄连忌猪肉，紫苏、天冬、麦冬忌鲤鱼、鲫鱼，地黄、何首乌忌葱、蒜、萝卜和血类食物等。

（四）有毒中药

毒性中药是指毒性剧烈，治疗量与中毒量相近，使用不当可致人中毒或死亡的中药。

毒性中药品种有砒石（红砒、白砒）、砒霜、水银、雄黄、轻粉、红粉、白降丹、生川乌、生草乌、生白附子、生附子、生半夏、生南星、生狼毒、生甘遂、生藤黄、生马钱子、生巴豆、生千金子、生天仙子、洋金花、闹羊花、雪上一枝蒿、青娘虫、红娘虫、斑蝥、蟾酥（表3–3）。

表3–3　毒性中药管理品种

名称	来源	主要成分	功能	用法用量	注意事项
砒石（红砒、白砒）	为天然的砷矿石或由毒砂、雄黄加工而成	三氧化二砷	蚀疮去腐，平喘化痰，截疟	内服：1～3 mg，入丸、散用；外用：研末撒、调敷或入膏药	有大毒，用时宜慎。体虚者及孕妇禁用
砒霜	为砒石升华精制而成	三氧化二砷	蚀疮去腐，平喘化痰，截疟	1～3 mg，多入丸散，外用适量	不能久服，口服、外用均可引起中毒
水银	为自然元素类液态矿物自然汞；主要从辰砂矿经加工提炼而成	汞	杀虫，攻毒	外用适量	不可内服，孕妇禁用
雄黄*	为硫化物类矿物雄黄族雄黄	二硫化二砷	解毒杀虫，燥湿祛痰，截疟	0.05～0.1 g，入丸散用。外用适量，熏涂患处	内服宜慎；不可久用；孕妇禁用
轻粉*	为氯化亚汞	氯化亚汞	外用杀虫，攻毒，敛疮；内服祛痰消积，逐水通便	外用适量，研末掺敷患处。内服每次0.1～0.2 g，每日1～2次，多入丸剂或装胶囊服，服后漱口	本品有毒，不可过量；内服慎用；孕妇禁服

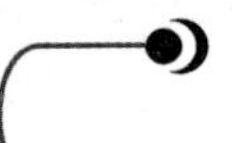

笔记栏

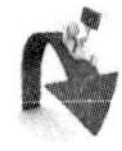

续表 3-3

名称	来源	主要成分	功能	用法用量	注意事项
红粉*（红升丹）	氧化汞和硝基汞的化合物。为水银、火硝、白矾各等份混合升华而成	红氧化汞	拔毒，除脓，去腐，生肌	外用适量，研极细粉单用或与其他药味配成散剂或制成药捻	本品有毒，只可外用，不可内服；外用亦不宜久用；孕妇禁用
白降丹	为人工炼制的氯化汞和氯化亚汞的混合结晶物	氯化汞、氯化亚汞	消痈，溃脓，蚀腐，杀虫	外用：0.09～0.15 g	不可内服
生川乌*	毛茛科植物乌头的干燥母根	乌头碱、中乌头碱	祛风除湿，温经止痛	一般炮制后用，制川乌 1.5～3 g，宜先煎、久煎	生品内服宜慎；孕妇禁用；不宜与半夏、瓜蒌、瓜蒌子、瓜蒌皮、天花粉、川贝母、浙贝母、平贝母、伊贝母、湖北贝母、白蔹、白及同用
生草乌*	毛茛科植物北乌头的干燥块根	乌头碱、次乌头碱、新乌头碱	祛风除湿，温经止痛	一般炮制后用，制草乌 1.5～3 g，宜先煎、久煎	生品内服宜慎；孕妇禁用；不宜与半夏、瓜蒌、瓜蒌子、瓜蒌皮、天花粉、川贝母、浙贝母、平贝母、伊贝母、湖北贝母、白蔹、白及同用
生白附子*	天南星科植物独角莲的干燥块茎	有机酸、皂苷、β-谷甾醇	祛风痰，定惊搐，解毒散结，止痛	3～6 g。一般炮制后用；外用生品适量捣烂，熬膏或研末以酒调敷患处	孕妇慎用；生品内服宜慎
生附子*	毛茛科植物乌头的子根的加工品	次乌头碱等多种结晶性生物碱	回阳救逆，补火助阳，散寒止痛	3～15 g，先煎，久煎	孕妇慎用；不宜与半夏、瓜蒌、瓜蒌子、瓜蒌皮、天花粉、川贝母、浙贝母、平贝母、伊贝母、湖北贝母、白蔹、白及同用

笔记栏

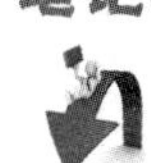

续表 3-3

名称	来源	主要成分	功能	用法用量	注意事项
生半夏*	天南星科植物半夏的干燥块茎	β-谷甾醇、三萜烯醇、生物碱	燥湿化痰，降逆止呕，消痞散结	内服，一般炮制后使用，3～9 g。外用适量，磨汁涂或研末以酒调敷患处	不宜与川乌、制川乌、草乌、制草乌、附子同用；生品内服宜慎
生天南星*	天南星科植物天南星、异叶天南星或东北天南星的干燥块茎	三萜皂苷、安息香酸	散结消肿；外用治痈肿及蛇虫咬伤	外用生品适量，研末以醋或酒调敷；制天南星 3～9 g	孕妇慎用；生品内服宜慎
生狼毒*	大戟科植物月腺大戟或狼毒大戟的干燥根	三萜类、大戟酮	散结，杀虫	熬膏外敷	不宜与密陀僧同用
生甘遂*	大戟科植物甘遂的干燥块根	三萜类、大戟酮	泻水逐饮，消肿散结	0.5～1.5 g，炮制后多入丸散用。外用适量，生用	孕妇禁用；不宜与甘草同用
生藤黄	藤黄科植物藤黄的树脂	藤黄素	攻毒，消肿，去腐敛疮，止血杀虫	外用适量	内服慎用
生马钱子*（马钱子粉）	马钱科植物马钱的干燥成熟种子。马钱子粉为马钱子的炮制加工品	番木鳖碱、马钱子碱	通络止痛，散结消肿	0.3～0.6 g，炮制后入丸散用	孕妇禁用；不宜多服、久服及生用；运动员慎用；有毒成分能经皮吸收，外用不宜大面积涂敷
生巴豆*（巴豆霜）	大戟科植物巴豆的干燥成熟果实。巴豆霜为巴豆的炮制加工品	巴豆油、蛋白质、生物碱巴豆苷	外用蚀疮。巴豆霜峻下冷积，逐水退肿，豁痰利咽；外用蚀疮	外用适量，研末涂患处，或捣烂以纱布包擦患处。0.1～0.3 g，炮制后入丸散用；外用适量	孕妇禁用；不宜与牵牛子同用
生千金子*（千金子霜）	大戟科植物续随子的干燥成熟种子。千金子霜为千金子的炮制加工品	千金子甾醇、白瑞香素	泻下逐水，破血消癥；外用疗癣蚀疣	1～2 g，去壳，去油用，多入丸散服；外用适量，捣烂敷患处。千金子霜 0.5～1 g，多入丸散服；外用适量	孕妇禁用

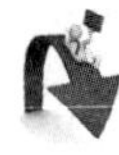

续表 3-3

名称	来源	主要成分	功能	用法用量	注意事项
生天仙子*	茄科植物莨菪的干燥成熟种子	莨菪碱、东莨菪碱、阿托品	解痉止痛，平喘，安神	0.06～0.6 g；外用适量	心脏病、心动过速、青光眼患者及孕妇禁用
洋金花*	茄科植物白花曼陀罗干燥花	莨菪碱、东莨菪碱	平喘止咳，解痉定痛	0.3～0.6 g，宜入丸散；亦可作卷烟分次燃吸（每日量不超过 1.5 g）。外用适量	孕妇、外感及痰热咳喘、青光眼、高血压及心动过速患者禁用
闹羊花*	杜鹃花科植物羊踯躅的干燥花	桤木毒素、石楠素	祛风除湿，散瘀定痛	0.6～1.5 g，浸酒或入丸散。外用适量，煎水洗	不宜多服、久服；体虚者及孕妇禁用
雪上一枝蒿	毛茛科植物短柄乌头、曲毛短柄乌头、展毛短柄乌头、宣威乌头等多种乌头属植物的块根	乌头碱、乌头次碱	祛风除湿，活血止痛	一般外用，内服 0.025～0.05 g；浸酒仅外用	有剧毒，未经炮制，不宜内服；服药期间，忌食生冷、豆类及牛羊肉
青娘虫	芫青科动物绿芫青的虫体	斑蝥素	祛瘀，攻毒，逐水	0.1～0.3 g，外用适量	体虚及孕妇禁服
红娘虫	蝉科动物红娘子的干燥虫体	斑蝥素	攻毒，通瘀，破积	0.1～0.3 g，外用适量	体虚及孕妇禁服
蟾酥*	蟾蜍科动物中华大蟾蜍或黑眶蟾蜍的干燥分泌物	华蟾蜍毒素、华蟾蜍次素、去乙酰华蟾蜍素、精氨酸	解毒，止痛，开窍醒神	0.15～0.03 g，多入丸散用。外用适量	孕妇慎用
斑蝥*	芫青科昆虫南方大斑蝥或黄黑小斑蝥的干燥体	斑蝥素、蚁酸树脂、色素	破血逐瘀，散结消症，攻毒蚀疮	0.03～0.06 g，炮制后多入丸散用。外用适量，研末或浸酒醋，或制油膏涂敷患处，不宜大面积用	本品有大毒，内服慎用；孕妇禁用

带“*”中药为 2015 版《中华人民共和国药典》收载品种

（五）特殊用法

特殊用法通常会以脚注的方式标识，是指医师开具处方时在某味药名的右上角或下角处注的简明要求。其作用是简明地指示调剂人员对药物采取不同的处理方法。脚注的内容一般包括炮制法、煎法、服法等。常见的脚注术语有先煎、后下、包煎、另煎、冲服、烊化、捣汁、磨汁、打碎及炒制等。

1. 先煎　先煎可达到增加药物的煎出率或降低药物毒性的目的。

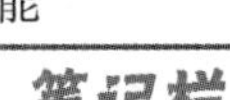

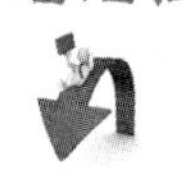

(1)矿石类、贝壳类及动物的角、骨、甲类药物,质地坚硬,有效成分不易煎出,需要先煎。打碎后单独煎煮 15 ~ 30 min,再加入其他药物一同煎煮。如生石膏、生磁石、生赭石、生紫石英、生白石英、生寒水石、自然铜、海浮石、鹅管石、青礞石、花蕊石、生龙骨、生牡蛎、生龙齿、生瓦楞子、生石决明、生蛤壳、生珍珠母、龟甲、鳖甲、鹿角霜、赤石脂、灵磁石等。

(2)有毒药物要先煎 1 ~ 2 h,达到降低毒性或消除毒性的目的。如乌头、附子、半夏、天南星、雷公藤、雪上一支蒿、落地金钱、商陆等。

2. 后下　后下的目的是为了减少挥发油的损耗,防止有效成分被破坏。

(1)含挥发性成分多的药物,煎煮时间过长,会导致香气挥发,药性损失,因此不宜久煎。一般在群药煎好前 5 ~ 10 min 入煎。如薄荷、藿香、豆蔻、砂仁、木香、檀香、降香、沉香、鱼腥草、青蒿、玫瑰花等。

(2)有效成分对热不稳定的药物,需后下。一般在群药煎好前 10 ~ 15 min 入煎。如钩藤、苦杏仁、徐长卿、大黄、番泻叶、藏红花等。钩藤含有钩藤碱,煎煮超过 20 min,降压作用会减弱;杏仁含有杏仁苷,久煎会有部分水解,产生氢氰酸,随水蒸气逸散,止咳作用会减弱;大黄含有大黄苷,久煎水解成大黄苷元,大黄苷元泻下作用不及大黄苷,故亦不宜久煎。

3. 包煎　有些药需要装入包煎袋后进行煎煮。包煎袋尽量松些,以免药物膨胀时空间不足导致无法更多地吸收水分而煎煮不透或撑破包煎袋失去包煎意义。包煎袋材质应符合药用要求(对人体无害)并有滤过功能。

(1)富含茸毛药物宜包煎。如直接煎煮,脱落的茸毛不易滤除,混入汤液中刺激咽喉,引起咳嗽、呕吐等副作用。如旋覆花、辛夷、枇杷叶、石韦、骨碎补等。

(2)细小种子类及含淀粉、黏液质较多的药物,煎药时特别黏腻,如不包煎,容易粘锅,药液也不容易滤除。如葶苈子、菟丝子、车前子、青葙子、苏子等。

(3)花粉类、药物细粉等药物,煎时容易上浮于药液表面或沉淀锅底,故需包煎。花粉类,如松花粉、海金沙、蒲黄等;药物细粉,如灶心土、滑石粉、六一散、黛蛤散等。

(4)有特殊气味的需要包煎,如五灵脂、儿茶等。

4. 另煎　贵重中药,为使其有效成分充分地煎出、减少其有效成分被群药药渣吸附引起损失,需要将其单独煎煮,将其药液与群药煎煮所得的药液混匀后分服。如野山参、人参、西洋参、朝鲜参、西红花、三七、金钗石斛、鹿茸、犀牛角、羚羊角、珍珠、胎盘、海狗肾、蛤蚧、冬虫夏草等。质地坚硬的贵重药单独煎煮的时间应长些,一般为 2 ~ 3 h。

5. 冲服

(1)用量少、贵重的中药宜研成粉末用群药的药液冲服,避免煎煮时有效成分被药渣吸附而影响药效。如三七粉、鹿茸、羚羊角粉、紫河车、蕲蛇、金钱白花蛇、琥珀、雷丸、沉香、朱砂等。

(2)溶解性好的无机盐类、矿物质类或树脂类药物,需要冲服。如食盐、芒硝、玄明粉、硼砂、胆矾、松香、血竭等。

(3)某些药物如贝母粉,虽然不是贵重药,但研成细粉冲服,比煎煮后服用效果要好,故需冲服。

6. 烊化　胶类、蜜膏类等中药,煎煮时容易与其他药物黏结成团块,不利于药物有

笔记栏

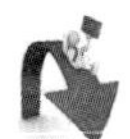

效成分的溶出;或黏附锅底,容易熬焦。可将其置于已煎好的药液中微火加热,同时不断搅拌,熔化后服用;或将其隔水炖化,再与其他群药煎液混匀分服;亦可用少量水煮化后,兑入群药药液混匀后服用。如枇杷叶膏、阿胶、鹿角胶、鳖甲胶、龟板胶、龟鹿二仙胶、虎骨胶、海龙胶、黄明胶、饴糖等。

7. 兑服　液体类药物,无须煎煮,直接兑入群药药液中,混匀服用。如胆汁、生姜汁、竹沥、黄酒、鲜藕汁、酸石榴汁、蜂蜜、杏仁水、糖浆、梨汁、鲜生地汁等。

8. 煎汤代水　体积大、吸水多的药物,宜先用水煎煮 15 ~ 25 min,以其药汁代替水,煎煮群药。如丝瓜络、灶心土、金钱草、糯稻根等。

(六)煎服的用法用量

汤剂的使用方法分为内服和外用两种,其中内服多见。

1. 内服　主要是通过口服,药液进入胃肠,直接被吸收,起效快。

(1)服药方法　根据病情轻重及患者体质强弱可分别采用分服、顿服、频服的方法。

1)分服　适用于一般常见病或慢性病,每日一剂,分 2 ~ 3 次服。

2)顿服　适用于急症患者,用药不拘时间。危重患者可将一剂汤剂一次服下,甚至可每日服 2 ~ 3 剂,每隔 4 h 左右服药一次,昼夜不停,以保持药力。

3)频服　少量多次服用,以减轻胃的负担。

(2)服药时间　一般要求早饭前、晚饭后。但也要根据病情和药性而定。

1)对胃肠有刺激的药物宜在饭后服用,以减轻对胃肠的刺激。

2)滋补类药宜早晚空腹服,或饭前 1 h 服用,易于吸收。

3)安神类药宜在睡前服。

4)治疗疟疾药宜在发作前 2 ~ 3 h 服用,以达到截疟的作用。

5)解表类药宜饭后服用,以防出汗过多而引起虚脱。服用发汗解表类药后,还要注意避风保温,使全身微微发汗,切忌大汗淋漓,引入外邪。

6)驱虫药、攻下药、祛湿药宜空腹服用,药力集中,起效快。

7)特殊处方服用方法应遵医嘱。

(3)服药温度

1)温服　一般汤剂宜温服,忌大热或过冷。特别是对胃肠道有刺激性的药物,如瓜蒌仁、乳香等。温服和胃益脾,能减轻刺激。

2)热服　将煎得的汤液趁热服用。急症用药、寒症用药宜热服。解表药必须热服,服药后加喝热稀粥,以助药力、促进发汗。真热假寒,宜寒药热服。

3)冷服　呕吐患者或中毒患者均宜冷服;实热证用寒药可冷服;真寒假热,宜热药冷服。

有些患者服药后易恶心、呕吐,可在药液中加少许姜汁,或服药前先嚼一片鲜姜或橘皮。此外,有些中药服用不当易致呕吐,要加以注意。如香薷,热服易致呕吐,当以冷服为好。

(4)服药量

1)成人服药量一般每次为 100 ~ 150 mL,每日 2 次。

2)儿童服药量一般按年龄区别对待。1 岁以内为成人服药量的 1/5;1 ~ 3 岁为成人的 1/4;4 ~ 7 岁为成人的 1/3;8 ~ 10 岁为成人的半量;11 岁以上可用成人量。此外

笔记栏

还应注意,小儿宜服用浓缩汤液,以少量多次为好,不要急速灌药,以免呛咳。

2. 外用　多用于洗浴、熏蒸、含漱。既可治疗疾病,也可用于日常保健,应用广泛。

(1)洗浴　是用药液浸洗全身或局部,多用于治疗疮疹溃疡,能使药液直达病处,迅速发挥清热解毒、生肌止痒的作用。亦可用于治疗风湿疼痛或日常保健。

(2)熏蒸　用药液趁热熏蒸肢体,使药物通过肌肤渗入筋骨,起到祛风、散寒、除湿的作用。

(3)含漱　是用药液含于口腔一段时间,然后漱出,不经肠胃,直接作用于患处,常针对热毒引起的口腔、咽喉疾病,使药液迅速发挥清热解毒的作用。

三、实训内容

1. 要求　请扫描二维码(审方集),将结果写在答卷纸上。

审方集

样例:

处方笺

处方 1　　　　　　　　　　　　　　　　普通处方

科别　中医科　　门诊号　0001　　2017 年 5 月 13 日

姓名　柴某　　性别　男　　年龄　57 岁

临床诊断　痰热壅肺之哮喘

R: 麻黄 9 g	白果 12 g	制天南星 12 g
款冬花 9 g	紫苏子 6 g	苦杏仁 6 g
桑白皮 9 g	黄芩 6 g	鱼腥草 15 g
瓜蒌根 12 g	海藻 6 g	甘草 3 g

15 付

每日一付,水煎 400 mL,早晚各服 1 次

医师:刘某

药价:36 元　　　　计价人:许某

审方:　　　　复核:

调配:　　　　发药:

取药号:01

笔记栏

处方审查答卷纸

处方审查项目			得分
审查处方10分	别名改成正名		
	毒性药是否超量		
	有无配伍禁忌		
	注明并开药		
	有无特殊处理药物		
	处方应付		
	处方前记、后记等		
总分			
一个处方中以上项目不规范之处正确找出1处者,得1分			

2. 要求　请扫描二维码(审方集),准确写出答案。

样例：

处方笺

处方 A　　　　　　　　　　　　　　　　　　普通处方

科别　儿科　　　门诊号　00001　　　2016 年 5 月 22 日

姓名　王兰兰　　性别　女　　　　　年龄　6 岁

临床诊断　　外感风寒

R：紫苏子[包煎]9 g　　麻黄 9 g　　苦杏仁[后下]9 g　　橘皮 9 g
桑白皮 9 g　　茯苓 9 g　　制半夏 12 g　　瓜蒌根 9 g
甘草 6 g

3 付

每日一付，水煎服，早晚各 1 次

医师：李某

药价：40 元　　　　　　计价人：许某
审方：　　　　　　　　复核：
调配：　　　　　　　　发药：

取药号：02

调剂审方选择项

（请在下列 8 个选项的备选答案中选出处方的 5 个错误，其中“临床诊断错误”出现 4 个不同选项时，应选出诊断的正确答案）

1. □　处方类别错误

A. 普通处方　　B. 儿科处方　　C. 急诊处方　　D. 外用处方

2. □　处方前记错误

A. 科别　　B. 日期　　C. 性别　　D. 年龄

3. □　临床诊断错误

A. 外感风寒　　B. 外感风寒　　C. 外感风寒　　D. 外感风寒

4. □　处方用名错误

A. 麻黄　　B. 橘皮　　C. 制半夏　　D. 瓜蒌根

5. □　配伍禁忌、妊娠禁忌错误

A. 制半夏与瓜蒌根　　B. 瓜蒌根与甘草　　C. 茯苓与瓜蒌根　　D. 茯苓与甘草

6. □　有毒中药超量

A. 麻黄　　B. 橘皮　　C. 制半夏　　D. 瓜蒌根

7. □　煎法服法错误

A. 每日 1 剂　　B. 水煎服　　C. 早晚各 1 次　　D. 煎汤剂

8. □　特殊用法错误

A. 紫苏子　　B. 苦杏仁　　C. 制半夏　　D. 甘草

正确答案：

1		2		3		4	
5		6		7		8	

笔记栏

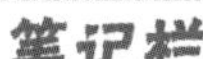

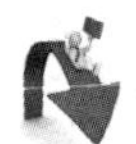

项目二　中药调剂设施与工具的使用

任务一　中药调剂设施的学习

一、实训目的

1. 掌握中药饮片斗架设置及斗架的编排方式。
2. 熟悉斗谱编排原则。
3. 能够做到熟练查斗和装斗。

二、知识储备

（一）中药饮片斗架设置

中药饮片斗架是中药饮片调剂室的主要设施。传统的中药饮片斗架是木制抽斗式的组合柜，俗称“中屉柜”“百药斗”“百眼橱”“药斗柜”；主要用于盛装中药饮片，供调剂处方使用。

中药饮片斗架的规格与样式可视营业间面积大小和业务量而定，一般斗架高约2.0 m，宽约1.5 m，厚约0.6 m，装药斗（小抽屉）50～70个，可“横七竖八”或“横八竖八”排列，有的在斗架最下层设3个大斗。中药饮片斗架用优质木料制作，斗架正面均刷有油漆，减缓外界湿气对斗内饮片质量的影响，起到防潮作用，且美观。背面下部可钉1尺高的白铁皮，下端挨地，以防老鼠钻入。

斗架上有许多小抽屉叫药斗，药斗外部正中是拉手，周围写着斗内的中药名称。按照有关规定要求，中药饮片斗前应写正名正字。每个药斗中又分为2～4小格，多数药斗内分3格，每格装一味中药饮片，格内壁上缘贴有小标签，标注药名及零售价格。下部大斗分为2格或4格，也有不分格的大斗，用于盛放用量大且质地轻的药物。按其格数可装饮片200多种，具体数目可根据经营规模设置。目前经营规模较大的药店药屉柜可不再分格，只装一种中药饮片，以免串味。

（二）调剂台

调剂台又称“柜台”“栏柜”，是调剂人员调配处方的操作台。传统调剂台多用木料制作，也有采用新型高分子有机材料板制成的。一般调剂台高90～100 cm，宽60～70 cm，长度可依据调剂室大小而定。调剂台内侧上层装有大抽屉，下层设有小抽斗或小方格，上层抽屉多用来放置中药饮片调剂常用工具和包装物品，下层抽斗多用来放置中药饮片。贵细中药柜为有门货柜，用于存放价格昂贵或稀少的中药，如蛤蚧、麝香、羚羊角、冬虫夏草、蛤蟆油等。毒性中药柜为有门货柜，用于存放治疗剂量与中毒剂量相近，使用不当可致人中毒或死亡的毒性中药，如生川乌、雄黄、生甘遂、生天仙子等。

（三）斗谱编排

由于中药品种繁多，规格各异，为了能将中药饮片合理有序地存放，便于管理，中药行业在多年的实践中总结出一套中药饮片存放的经验规律，称为斗谱，即指斗架内

笔记栏

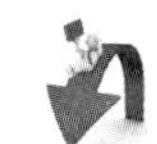

中药饮片的编排方法。斗谱编排的目的是为了便于调剂操作,减轻劳动强度,避免差错事故,保证患者用药安全。斗谱用名应按《中华人民共和国药典》或药品监督管理部门制定的规范名称写正名正字。

中药饮片无论用量大小、质地如何,摆放均需依据中医处方用药的配伍规律和中药的性能而设置。由于中医临床处方遣药多以历代传统名方为基础,根据患者病证进行药物加减而成,所以在摆放中药饮片时尽量将处方中经常配伍的中药饮片存放在相邻处,便于调剂时查找。

编排中药饮片斗谱应依据下列原则,同时还必须结合本地区用药习惯及用药特点,综合考虑编排方式,尽量做到合理化、科学化。

1. 常用中药饮片　常用中药饮片应放在斗架的中上层,便于调剂时称取。如当归、白芍与川芎;黄芪、党参与甘草;麦冬、天冬与北沙参;肉苁蓉、巴戟天与补骨脂;金银花、连翘与板蓝根;防风、荆芥与白芷;柴胡、葛根与升麻;黄芩、黄连与黄柏;砂仁、豆蔻与木香;厚朴、香附与延胡索;焦麦芽、焦山楂与焦神曲;酸枣仁、远志与柏子仁;苦杏仁、桔梗与桑白皮;天麻、钩藤与白蒺藜;陈皮、枳壳与枳实;附子、干姜与肉桂;山药、泽泻与牡丹皮等。

2. 质地较轻且用量较少的中药饮片　质地较轻且用量较少的中药饮片应放在斗架的高层。如月季花、白梅花与佛手花;玫瑰花、玳玳花与厚朴花;络石藤、青风藤与海风藤;地骨皮、千年健与五加皮;密蒙花、谷精草与木贼草等。

3. 质地较重的中药饮片和易于造成污染的中药饮片　质地较重的中药饮片(包括矿石类、化石类和贝壳类)和易于造成污染的中药饮片(如炭药类)应放在斗架的低层。如磁石、赭石与紫石英;龙骨、龙齿与牡蛎;石决明、珍珠母与瓦楞子;石膏、寒水石与海蛤壳等。炭药类,如藕节炭、茅根炭与地榆炭;大黄炭、黄芩炭与黄柏炭;艾叶炭、棕榈炭与蒲黄炭等。此类中药饮片也可存放在瓷坛或纱布缸中,并放置在兆柜中。

4. 质地松泡且用量大的中药饮片　质地松泡且用量大的中药饮片应放在斗架最下层的大药斗内。如灯心草与通草;芦根与茅根;茵陈与金钱草;白花蛇舌草与半枝莲;竹茹与丝瓜络;薄荷与桑叶;荷叶与荷梗等。

5. 形态相似、易于混淆的中药饮片　形态相似、易于混淆的中药饮片不能排放在同一药屉内,防止因疏忽造成意外事故。如山药片与天花粉片;炙甘草片与炙黄芪片;桂枝咀与桑寄生咀;天南星片与白附子片;血余炭与干漆炭;韭菜子与葱子等。

(四)特殊中药的存放

为了避免差错事故,有些配伍相反或相畏的中药饮片及特殊管理的药物等不能放在一起,防止因疏忽造成意外事故。

1. 配伍相反的饮片　如乌头类(制附子、制川乌及制草乌)与半夏的各种炮制品(清半夏、姜半夏、法半夏等)及瓜蒌的各种炮制品(瓜蒌皮、瓜蒌子、瓜蒌仁霜及天花粉)等;甘草与京大戟、甘遂、芫花;藜芦与人参、党参、西洋参、丹参、南沙参、北沙参、玄参、苦参、白芍、赤芍、细辛等均不宜放在一起。

2. 配伍相畏的饮片　如丁香(包括母丁香)与郁金(黄郁金、黑郁金);芒硝(包括玄明粉)与京三棱;肉桂(官桂)与石脂(赤石脂与白石脂)等均不宜放在一起。

3. 为防止灰尘污染,有些中药不宜放在一般的药斗内　如熟地黄、龙眼肉、青黛、玄明粉、松花粉、乳香粉、没药粉、儿茶粉、生蒲黄、血竭粉等,宜存放在加盖的瓷罐中,

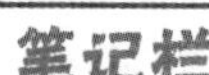
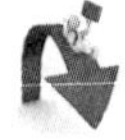

以保持清洁卫生。

4. 细料药物（价格昂贵或稀少的药物）不能存放在一般的药斗内，应设专柜存放，由专人管理，每天清点账物。如人参、西洋参、牛黄、麝香、西红花、羚羊角、鹿茸、珍珠、冬虫夏草、海龙、海马等。

5. 毒性中药和麻醉中药必须按《医疗用毒性药品管理办法》和《麻醉药品管理办法》规定的品种和制度要求存放，决不能放在一般药斗内，应按规定单独存放。毒性药品实行专人、专柜、专账管理；麻醉药品实行专人、专柜、专账、双人双锁、专用处方管理。如川乌、草乌、斑蝥等27种毒性中药和麻醉中药罂粟壳。

总之，中药斗谱设计遵循传统的同时亦需与时俱进，经济条件的好转使中药房的硬件发生了很多变化，不少医院有了空调，库房已经恒温恒湿，贮藏保管上配备了冰柜、冰箱等设备，对贵重药品及一些易生虫、腐败变质、动物类药品冷藏贮存，如参、茸、燕、耳、枸杞、麦冬、全蝎、蜈蚣、水蛭、苏子、桑椹子等。随之而来中药斗谱的设计也在不断调整中，相信在不久的将来，更科学、更人性的中药斗谱会给我们的工作带来更大的便利。

（五）查斗与装斗

1. 查斗　查斗是指检查药斗中药物每日销售量，每斗中储量的减少程度，以及中药饮片的质量状况。

（1）查斗的目的　检查每日消耗量并即时补量；检查药名是否相符及短缺品种；检查药品的清洁度、有无生虫变质等质量状况，并随时做好记录，以此为据来整理和补充药品，以减少饮片的灰尘、碎渣，保证药品质量并满足供应。

（2）查斗的基本方法　工作人员应根据当天中药饮片的消耗情况，对每个药斗进行查看，以确定哪些品种需要补充，并用专用调药本记录；同时查看中药饮片的质量状况，以确定是否需要清理。

（3）定期清理中药饮片柜斗（简称清斗）需要注意以下几点。

1）中药饮片换批号时要及时清理，以保证中药饮片质量的一致性，并可进行质量索源。

2）对中药饮片储存时间较长时，以每3个月进行清斗处理较为合理。

3）在春末夏初（4～5月）的“黄梅季节”和夏秋之交（8～9月）的“桂花虫季节”，中药饮片较易发生霉变生虫现象，应时时查看药斗内中药饮片的质量状况，并定期做清斗处理。

4）清斗时要先倒出药斗内残存的饮片，清扫斗内的灰尘与死角，将斗内清理干净。

5）清斗完毕后，中药饮片调剂人员应填写《中药饮片清斗记录》并按规定保存。

2. 装斗　根据查斗后所得的记录结果，将需要补充的中药饮片装入中药柜药斗内，以备调剂使用的工作过程俗称装斗。

调剂室应由专人逐日检查药斗中饮片的品种及数量情况，依据查斗后所得的记录结果及时进行补充。中药饮片的装斗必须规范操作，装斗前应做质量复核，不得错斗、串斗，防止混药。

（1）装斗的基本流程　检查中药饮片包装→核对品名、批号、生产日期→检查中药饮片质量→核对斗谱名→把中药饮片装入药斗→再次核对并签名。

笔记栏

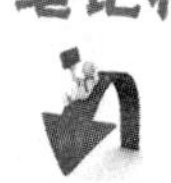

(2)装斗的基本原则

1)装斗前的中药饮片必须符合国家药品标准中的炮制规定,未经炮制或炮制不合格的不能装斗。中药饮片装斗前的质量复核应包括:①包装符合药用要求,无污染;②有生产企业的名称,并应标明品名、规格、产地、数量、生产日期、批号等;③有质量合格标志;④品名、炮制规格与国家药品标准炮制要求相符,正名正字,并与饮片实物相符;⑤中药饮片应无异物、杂质和变质现象;⑥实施批准文号管理的中药饮片在包装上应标明批准文号。

2)坚持"三查三对"原则,对号入座。查药斗上书写的药名与饮片包装合格证名称是否一致;查看药斗内残存的饮片与饮片包装内品种是否一致;查看药斗内饮片与饮片包装内炮制的片型规格是否一致。绝不允许有错斗、串斗情况发生。尤其是中药名称多有一字之差或同物异名、同名异物情况,同一品种的不同炮制品也应分开装斗。

3)坚持"先进先出"的原则。对于不同批号的同一中药饮片,装斗前应先倒出药斗内残存的饮片,清扫斗内的灰尘与死角,并将饮片过筛;将新进的中药饮片装斗后,再将原剩下的中药饮片装在表面,避免斗底的中药饮片日久积累而变质,以便推陈出新,保证质量。

4)中药饮片装斗应留有余地。一般饮片(片、段、块、丝)装斗后,其饮片与斗面应保留约2 cm的空间,细小种子类药材如菟丝子、紫苏子、白芥子等应保留3~4 cm的空间,以避免调配过程中推拉药斗用力过猛而使饮片外溢,导致串斗、混药事故而产生不良后果。

(3)装斗的注意事项　中药饮片的装斗应根据药材及其炮制品的不同质地与性能,选择不同的装斗容器和方法。

1)富含油脂及糖分、黏液汁类的中药饮片不宜装斗,而应选用瓷缸、土陶罐、搪瓷缸(桶)盛装并加盖,如龙眼肉、柏子仁、枸杞子、炙甘草、熟地黄、黄精等,以避免泛油、糖化导致变质。必要时,在高温潮湿季节可放入阴凉柜中在2~10 ℃条件下保存。

2)贵细中药饮片不宜装斗,而应用适当的容器密封保存,如西洋参(薄片)、人参(薄片)、西红花、冬虫夏草等。

3)吸湿性较强的中药饮片如天竺黄、含盐易潮的全蝎、芳香易挥发的冰片等均不宜装斗,而须另用容器加盖保存。

4)外用药不得与内服药同贮装斗,而应集中陈列,一般在药柜最下层较冷背处或另用容器。如硫黄、雄黄等。

5)中药饮片装斗加药前,必须对药斗及容器进行清洁处理,特别是装蜜炙饮片的容器,必须对内部黏附的物质彻底清洗、擦拭干燥后装药,以避免污染和虫害的滋生。

6)含糖较高及蜜炙饮片若需装斗,应有与药斗相隔离的容器盛装并加盖。

7)中药柜、药斗一般由木质材料或不锈钢板材制成,根据经营规模及区域性用药品种规格的多少来确定药柜及药斗的数量。

三、实训内容

查斗与装斗实践效果评价见表3-4。

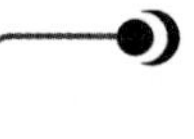

笔记栏
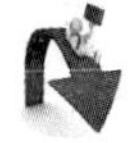

表 3-4　查斗与装斗实践效果评价

考核内容	技能要求	分值	得分
查斗	药名是否与药材相符	5	
	药材的清洁度,有无生虫、霉变、走油、串味等现象	5	
	做好查斗记录	5	
装斗	将斗格清理干净,需垫纸盛装药物的斗格铺好垫纸	5	
	遵循先入者先出原则,新添加的饮片放在斗格下面,再将纸上药物放在最上面	5	
	装斗量适宜,一般饮片装至药斗容积的 4/5 处,细小圆粒的种子类饮片,多装至药斗容积的 3/5 处	5	
将给定药材进行合理装斗	常用药物放在斗架的中上层	10	
	质地较轻且用量较少的药物,放在斗架的高层	10	
	质地沉重的矿石、化石、贝壳类药物和易于造成污染的药物(如炭药),多放在斗架的较下层	10	
	质地松泡且用量较大的药物,放在斗架最底层的大药斗内	10	
	经常配伍同用的药物,多放于一个斗中或相邻药斗中	10	
	同一药物的不同炮制品,多同放于一个斗中	10	
	属于配伍禁忌的药物,不装于一斗或上下药斗中	10	
成绩		100	

任务二　中药调剂工具的使用

一、实训目的

1. 熟悉常见的中药调剂的计量工具。
2. 能够运用戥秤进行中药材的称量,会用冲筒和乳钵研磨药材。

二、知识储备

(一)中药调剂的计量工具

中药调剂的计量工具是中药调剂过程中使用的称量衡器,其称量准确与否直接关系到中药调剂剂量的准确与否,是中药调剂的重要工具。中药调剂的计量工具需定期经国家质量技术监督管理部门校准,以保证称量准确。传统的中药调剂计量工具为戥秤,现代增加了托盘天平、电子秤、台秤等多种衡器。

1. 戥秤　戥秤作为一种传统的中药调剂工具,因其称量准确,操作方便、灵活,目前仍被广泛地使用于各医院药局、社会药房中。戥秤,俗称“戥子”,有克戥和毫克戥(也称“分厘戥”)。两者的形状、构造、使用方法相同,只是毫克戥的称量范围比克戥小,起始称量为 0.2 g,主要用来称量用量在 3 g (一钱)以下的药物,如牛黄、麝香等。毫克戥现已极少使用,用量在 1 g 以下的药物,目前多用托盘天平称量。

(1)戥秤的构造　戥秤是一种单杠杆不等臂的计量工具,其主要结构有戥杆、戥

笔记栏

盘、戥砣等。

1)戥杆　戥杆一般由木料或金属制成,也有塑料或动物骨骼制成的。其外形平直光滑,一端略粗,一端略细。靠近粗端固定有两个短线绳,称为“毫”或“纽”。其中,距离粗端较远的称为“前毫”或“内纽”,距离粗端较近的称为“后毫”或“外纽”。称量较轻的药物时提前毫,称量较重的药物时提后毫。戥杆上侧和内侧各镶嵌或雕刻一排小点,称为“星”。提起前毫,可见标有“0”的星,称为“定盘星”。戥星根据其所指示的重量不同,可以用一粒星、两粒星、四粒星、五粒星、七粒星等式样表示。

2)戥盘　戥盘由金属制成,称量时用于盛放药物。其形状有圆盘形和一侧平直的椭圆形等。边上3个孔,连接3条等长的金属链或绳,称为“戥链”或“戥绳”。戥链的另一端连接在金属挂件“刀口”上,“刀口”与戥杆粗端相连。“刀口”可以上下活动,使用戥秤称量药物时,保持“刀口”冲下。

3)戥砣　戥砣亦由金属制成,其重量固定,如果有磨损,戥秤就不能准确称量。使用时要防止戥砣从戥杆上滑落造成磕碰。戥砣由砣绳挂于戥杆上。戥砣和戥秤要成套使用,不可随意更换。

(2)戥秤的使用方法

1)定戥　观察称量范围,确认戥星表示的重量。戥秤有50 g、100 g、250 g、500 g、1 000 g等规格。使用前首先要观察其称量范围,避免称量超过最大量程的药物,造成戥秤损坏。其次,不同规格的戥秤,戥星指示的重量不同,使用前要分别计算出上侧和内侧的每粒戥星表示的重量,方便确认所需称量重量的戥星位置。

以500 g戥秤为例。提起前毫,可见首尾戥星分别标记为0、100,表示此时称量范围为0～100 g,其戥星共有50个,因此每个戥星表示2 g,即通常所说的“一星管二”;提起后毫,可见首尾戥星分别标记为100、500,表示此时称量范围为100～500 g,其戥星共有80个,因此每个戥星指示5 g。250 g戥秤上的戥星可以精确到1 g,若要称量1 g以下药物,则需要使用毫克戥或托盘天平等。

2)校戥　每次使用戥秤前都要进行校戥,即检查戥秤是否准确。校戥时,左手拇指、示指将砣绳固定在定盘星上,右手提起前毫使戥盘悬空,松开左手,观察戥杆是否水平。若呈水平状态,则说明戥秤准确,可以使用;若不水平,则要查明原因。

通常戥杆偏高或偏低,主要由以下几个原因造成:①戥盘、戥砣不配套;②戥盘表面有异物或戥砣有磨碎;③戥链有缠绕,造成戥盘未能水平。若上述原因皆不是,则此戥秤不合格,不能使用。

使用戥秤称量时要注意以下几点:①左手持戥,即用左手的虎口和中指托起戥杆,用示指和拇指从上挟住戥杆,用无名指、小指勾住砣绳控制其位置。②右手提毫,即右手的示指和拇指捏住戥毫,将戥秤提起使戥盘悬空。③齐眉对戥,即读取戥星时,戥杆不可放置过低,要近与眼睛水平为宜。

3)称量　在称量饮片时,左手持戥靠近药斗,右手拉开药斗从中抓取饮片,若为细小易撒饮片则需要翻手腕,保持手心向上将饮片取出,移至戥盘上方时再翻手放入,防止饮片撒落造成混斗或浪费。饮片取好后,左手无名指将砣绳移至所需戥星上,右手提毫使戥盘悬空,左手稍离开戥杆,待戥杆平衡,观察是否水平,调节戥盘上的饮片量,使之水平即可。

4)戥秤还原　戥秤使用完毕,倒出所称饮片,用软布将戥盘里外擦净,将戥砣置

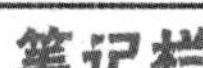
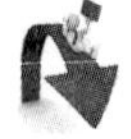

于戥盘内，转动戥杆数圈使戥链缠于戥杆上，戥杆置于戥盘内，收于干燥处，以备下次使用。

(3)戥秤使用的注意事项

1)戥秤的盘、砣要成套放置，成套使用，不可换用。

2)戥砣的重量是固定的，避免磨损。

3)戥链长短相同，全部展开时戥盘呈水平状态。使用时避免戥链有缠绕。

(4)戥秤的日常维护　戥秤在日常使用的过程中，注意保养，可以延长戥秤的使用寿命。具体方法如下。

1)轻拿轻放，避免戥盘、戥砣、戥杆、刀口碰撞损伤。

2)戥砣不离戥秤，砣绳永远套在戥杆上。

3)存放时，保持戥秤洁净干燥，避免金属部分生锈、木质部分发霉。

2. 电子秤　电子秤是一种市面上比较常见的电子衡器。使用时要将其置于水平稳固的台面上，插好电源，打开，将盛放药物的容器置于其上，按归零键与去皮键，再将需要称量的药物放于容器内，电子秤的读数即所称药物的重量。

(二)中药调剂的破碎工具

1. 冲筒

(1)冲筒的构造　冲筒又称“铜缸子”“捣药罐”“药臼”，由缸体、杵棒及缸盖(有的无)构成。材质多为铜或铁。主要用来捣碎饮片，便于煎煮或捣粉冲服。

(2)冲筒的使用方法

1)使用前先用干净软布擦拭冲筒内壁及杵棒。

2)放入需捣碎的药物，占冲筒容积的1/5～1/4，过多不容易捣碎均匀。

3)一手扶住缸体，一手提起杵棒，用手腕的甩劲进行捣碎，用力要均匀有节奏。捣碎过程中杵棒不要总打在一个地方，以便饮片受力均匀，捣碎程度一致。

(3)冲筒使用的注意事项

1)捣碎的程度因药而异，如杏仁、桃仁捣烂成“泥”；石膏、牡蛎要捣成粗粉；苍耳、蒺藜捣破即可；法半夏应捣成“四六瓣”(大小相近的4～6块)等。有的药材如牛蒡子、车前子表面光滑，需炒至表面发“涩”才容易捣。

2)捣完取下杵、盖，左手手心向外虎口朝下托起缸体，翻腕使虎口朝上将药倒出。有时药物黏附在缸内，应准备一个圆头的竹片刮干净，再用软布擦净。

3)需要捣碎的药物，处方药名下通常会注明。有些药物既使处方没有注明，按常规也需要捣，主要是种子类药材，有“逢仁必捣”之说。还有一些矿石类(如磁石、赭石等)、化石类(如龙骨、琥珀等)、贝壳类(如石决明、瓦楞子等)，都应捣碎。

2. 乳钵　乳钵由钵体和杵棒组成，材质为陶瓷、玻璃、玛瑙等材料。主要用于研磨或水飞朱砂、雄黄、珍珠等质硬、量小而又贵重的药材，制成极细粉末。

3. 小型粉碎机　主要用于粉碎三七、西洋参等较硬药物，一般为不锈钢材质。使用时，将粉碎机置于水平稳固的台面上，务必关闭开关、切断电源，打开盖子，放入所需粉碎的药物(如过大，可先切块)，拧紧盖子，插上电源，打开开关，根据需要粉碎的粒度，控制粉碎时间。粉碎结束后，关闭开关，切断电源，打开盖子，倒出药物，用软刷刷净粉碎机内壁及盖子。

4. 小钢锯、钢锉及剪刀　小钢锯、钢锉主要用来将沉香、苏木、降香、檀香、鹿茸、羚

笔记栏

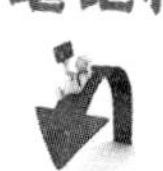

羊角等质硬块大的药材锯成小块或锉成粉末。剪刀主要用于剪碎陈皮、丝瓜络、竹茹、枇杷叶等质软体大的药物。

（三）其他中药调剂工具

1. 包装用具　不同规格的包装纸、纸袋、捆扎绳、塑料袋、钉书机（纸袋封口用）等。

2. 洁净用具　有药筛、簸箕、药刷、软布等。

3. 盛药盘　用于盛装称量好的药物。主要有包装纸、胶片和不锈钢盘，一般为方形。

4. 鉴方（审慎）　用来压住处方的长木块。四面常写有汤头歌诀、配伍禁忌等。

三、实训内容

1. 正确使用戥秤操作练习，戥秤使用实践效果评价见表3-5。

表3-5　戥秤使用实践效果评价

考核内容	技能要求		分值	得分
用戥秤称量药物	清洁戥秤		10	
	校戥，检查戥子是否准确		10	
	称量	用左手虎口和示指、中指夹持戥杆，无名指、小指拢住戥绳	10	
		右手抓药放入戥盘内	10	
		用左手夹持戥杆，左手拇指、示指将戥砣绳移至所需称量的戥星上	15	
		右手拇指和示指捏住戥纽提起，其余三指自然弯曲，向上屈右手腕使手心朝前	10	
		左手离开戥杆	5	
		举至齐眉，戥杆水平	10	
		3 min 称量 5 味药，误差率在 10% 以内（电子秤核对）	10	
	将戥砣放入戥盘内，戥盘绳缠绕在戥杆上，戥杆平搭在戥盘上存放		10	
成绩			100	

2. 运用实验室工具对给定药材适当处理，便于调配。

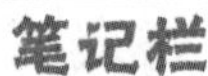

笔记栏
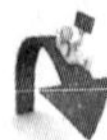

项目三　中药饮片处方调剂

一、实训目的

1. 掌握中药饮片规范操作、迅速完成调配的技能。
2. 熟练使用调配用具。
3. 正确填写发药交代内容。

二、实训用物品

戥秤（称量范围 0～50 g、50～250 g，精确度 1 g），秒表，电子秤（称量范围 3.0 kg，精确度 0.1 g），药斗（长 40 cm，宽 30 cm，高 15 cm），胶片（40 cm×40 cm），压方板，纸袋（长 25 cm，宽 18 cm），塑料袋，包装纸（16 cm×16 cm，18 cm×18 cm，20 cm×20 cm），调配用斗架、调剂台及调剂用中药饮片等。

三、实训内容

1. 要求　请扫描二维码（配方集），完成处方快速调配，提交录像。

配方集

样例：

处方笺

处方 1　　　　　　　　　　　　　　　　普通处方

科别　中医科　　　门诊号 0001　　　2017 年 5 月 13 日

姓名　张某某　　　性别　男　　　　年龄　42 岁

临床诊断　膏淋

R：地骨皮 9 g　　桑白皮 9 g　　鱼腥草 9 g
车前子包煎 9 g　　车前草 9 g　　北沙参 10 g
麦冬 12 g　　茯苓 12 g　　葛根 12 g
瞿麦 15 g

3 付

每日一付，水煎服，早晚各 1 次

药价：50 元　　　计价人：许某
审方：　　　复核：
调配：　　　发药：

取药号：03

发药交代：（根据处方适应证及药物要求，确定最佳选项并打“√”）

1. 煎煮器具

□铁锅　□搪瓷锅　□不锈钢锅

2. 加水量

第一煎一般控制在：□超过药面 1～2 cm　□超过药面 3～5 cm　□超过药面 5～10 cm

第二煎一般控制在:□超过药面1～2 cm　□超过药面3～5 cm　□超过药面5～10 cm

3. 煎煮前一般用冷水浸泡

□10～20 min　□20～30 min　□30～60 min

4. 煎煮时间

□头煎沸后煎煮15～20 min,二煎沸后10～15 min

□头煎沸后煎煮25～30 min,二煎沸后20～15 min

□头煎沸后煎煮30～40 min,二煎沸后25～15 min

5. 特殊处理

先煎	后下	别煎	包煎	烊化	制粉

6. 用法用量

□每日一剂,水煎服,分2次早晚各服1次,儿童剂量减半

□每日二剂,水煎服,分2次早晚各服1次,儿童剂量逐减

□每日三剂,水煎服,分早、中、晚各服1次,儿童剂量增加

7. 饮食禁忌

□忌食生冷、油腻、腥膻、刺激性药物

□忌食肥肉、脂肪、动物内脏

□忌食油炸、辣椒、大蒜制品

四、中药饮片调配评分标准(表3-6、表3-7)

表3-6　中药调剂操作评分

项目	要求与扣分标准	扣分项目	得分
审查处方(10分)	处方前记填写完整,得1分,否则扣1分;处方正文填写完整,得1分,否则扣1分;正文中正名书写正确得2分,否则扣2分;正文毒性中药用药正确得2分,否则扣2分;正文配伍禁忌用药正确得2分,否则扣2分;特殊处理中药脚注正确得1分,否则扣1分;后记填写完整,得1分,否则扣1分		
验戥准备(5分)	着装(束紧袖口)戴帽(前面不漏头发),衣帽清洁,双手清洁、指甲合格,得1分,否则扣1分		
	检查戥子是否洁净,审慎、包装纸整齐放置,得1分,否则扣1分		
	持戥(左手持戥,手心向上)、查戥、校戥(面向顾客,左手不挨戥),得3分,否则扣3分		
分戥称量(5分)	调配时逐剂减戥称量的得5分,一次未减戥称量或大把抓药或总量称定后凭经验估分的扣1分		

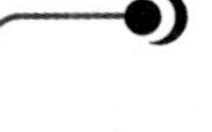

笔记栏

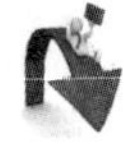

续表 3-6

项目	要求与扣分标准	扣分项目	得分
按序调配、单味分列(10 分)	按序调配、单味分列、无混杂、无散落、无遗漏、无错配等现象的得 10 分;称量排放顺序混乱的扣 1 分;药物混杂的扣 1 分;药物撒在台面上未拣回或撒在地上的扣 1 分;抓错一味药,调配不得分(扣 10 分)		
单包注明(5 分)	应先煎、后下等特殊药物按规定单包并注明的得 5 分;脚注处理错误或未单包的扣 5 分,单包后未注明或标注错误的扣 1 分		
复核装袋(5 分)	处方调配完毕后看方对药,认真核对,确认无误后装袋折口,处方签字、药袋上注明考号的得 5 分;核对不认真,没有看方对药的扣 0.5 分;存在缺味、错配现象没有发现的扣 3 分;装袋后未折口的扣 0.5 分,处方签字(大药袋写患者姓名、性别、年龄)不合要求的扣 0.5 分,药袋未标注考号的扣 0.5 分		
发药交代(5 分)	发药交代的内容(煎煮器具、加水量、浸泡时间、煎药时间、饮食禁忌等)均按要求在药袋上注明的得 5 分;未注明的扣 5 分;标注时有漏项的每项扣 1 分		
及时清场(5 分)	调配工作完成后及时清场,做到物归原处、清洁戥盘、戥称复原、工作台整洁的得 5 分。戥盘未清洁扣 1 分;戥称未复原扣 1 分;工作台不整洁扣 2 分		
总量误差率(15 分)	低于±1.00% 的,得 15 分;±(1.01% ~2.00%)的,扣 3 分(得 12 分);±(2.01% ~3.00%)的,扣 6 分(得 9 分);±(3.01% ~4.00%)的,扣 9 分(得 6 分);±(4.01% ~5.00%)的,扣 12 分(得 3 分);超过±5.00% 的不得分		
单剂最大误差率(15 分)	低于±1.00% 的,得 15 分;±(1.01% ~2.00%)的,扣 3 分(得 12 分);±(2.01% ~3.00%)的,扣 6 分(得 9 分);±(3.01% ~4.00%)的,扣 9 分(得 6 分);±(4.01% ~5.00%)的,扣 12 分(得 3 分);超过±5.00% 的不得分		
调配时间(20 分)	在 9 min 内完成的,得 20 分;在 9.01 ~10 min 内完成的,得 19 分;在 10.01 ~11 min 内完成的,得 18 分;在 11.01 ~12 min 内完成的,得 17 分;在 12.01 ~ 13 min 内完成的,得 15 分;在 13.01 ~14 min 内完成的,得 10 分;在 14.01 ~15 min 内完成的,得 5 分;超过 15 min,调配不得分		
成绩合计			

笔记栏

表 3-7　中药调剂技能比赛称重记录及称量误差率计算

处方号	第一剂重量(g)		第二剂重量(g)		第三剂重量(g)		3 剂总净重量(g)	3 剂总量误差率(%)	单剂最大误差率(%)
	毛		毛		毛				
	净		净		净				

（宋瑞丽）

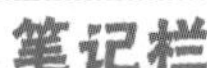
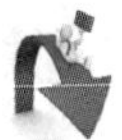

第四部分

中药炮制技能

项目一　炮制实训准备

一、实训目的

1. 掌握炒黄、炒焦、麸炒、砂烫、酒炙、醋炙、盐炙、蜜炙 8 种炮制技能。中药炮制品种目录见表 4-1。

2. 掌握 32 种常见中药的炮制方法。

表 4-1　中药炮制品种目录

类别	中药品种
炒黄	王不留行、莱菔子、决明子、瓜蒌子
炒焦	麦芽、山楂、栀子、川楝子
麸炒	薏苡仁、山药、白术、枳壳
砂烫	鳖甲、骨碎补、鸡内金、干姜
酒炙	白芍、当归、丹参、牛膝
醋炙	延胡索、三棱、青皮、香附
盐炙	泽泻、小茴香、黄柏、补骨脂
蜜炙	黄芪、枇杷叶、百合、桑白皮

二、炮制技能规范

1. 准备　器具洁净齐全、摆放合理；生药及辅料称取规范、称量准确。

根据饮片炮制的需要，准备整个炮制操作过程所需的器具，一次备齐。炒前清洁干净，摆放在规定的位置。除通用器具外，净制或炮制时还需根据操作需要合理选择箩、簸箕、铁丝筛、笊篱。

称量时操作要规范。以电子秤称量时，称量前需归零，称量后称盘放回原位，称量完毕后关闭电子秤。注意称量的差异率不宜超过±5%。若用辅料，应根据《中华人民共和国药典》的规定，经计算用量后，再称量。

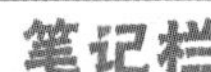

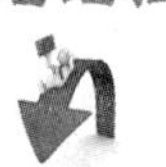

2. 净制　药物炒前应净制，净制操作要规范。应根据不同饮片合理使用箩、簸箕、铁丝筛等净制器具。净制操作规范，饮片净度符合《中华人民共和国药典》及《中药饮片质量标准通则（试行）》的规定。

3. 预热　投药前炒锅要预热。预热锅温方法得当，有适当的火力判断方法。

4. 投药　生药及辅料投放操作规范。锅温适宜后，应迅速投入药物。投入辅料要快速，并摊撒均匀。手法要得当。若需用辅料，注意辅料用量，摊撒均匀。

5. 翻炒　翻炒动作娴熟，均匀，姿势要大方得体，饮片不得翻出锅外。中途不得熄火，散落到台面上时需捡回，注意不要让饮片散落到地面。

6. 出锅　出锅前，应先熄火。出锅要迅速、及时，药物、药屑及辅料处置操作要规范。炮制后的饮片应存放于规定的容器内。出锅时，饮片散落到台面上需拣回，不要让饮片散落到地面。出锅后，炊帚等易燃物品不应放在铁锅内。

7. 清场　按规程清洁器具，清理现场，关闭火源，药屑及辅料倒入垃圾桶；饮片和器具归类放置。

炮制饮片等级：炮制后饮片质量应符合《中华人民共和国药典》及《中药饮片质量标准通则（试行）》的规定，避免饮片不及或太过。饮片适中率95%以上，优秀；适中率80%～95%，良好；适中率70%～80%，及格；适中率60%～70%，不良；适中率50%以下，差品。

三、配套物品

电子秤（称量范围3.0 kg，精确度0.1 g），秒表，煤气罐（5 kg），燃气灶，炒药锅（圆底、铸铁、口径30 cm），药铲、瓷盘、盛药盆、喷壶、不锈钢钢桶、铁丝筛、箩、簸箕、水盆及炮制用药材等。

项目二　清炒制技术

任务一　炒黄技术（王不留行、莱菔子、决明子、瓜蒌子）

（一）王不留行的炮制

1. 来源　为石竹科植物麦蓝菜的干燥成熟种子。

2. 炮制操作

（1）王不留行　取原药材，去杂质，洗净，干燥。

（2）炒王不留行　取净王不留行，置已预热好的炒制容器内，用中火炒至大部分爆成白花，取出，晾凉。

炒黄——王不留行，莱菔子

3. 炮制前后的性状对比

（1）王不留行　本品呈球形，表面黑色，少数红棕色，略有光泽，质硬。

（2）炒王不留行　本品呈类球形爆花状，表面白色，质松脆。

4. 炮制过程注意事项

（1）锅温不够，炒王不留行时，容易炒成“僵子”“哑子”；锅温过高则易焦糊，应先试投。

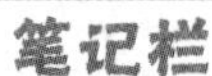
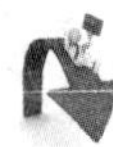

(2)中火炒制,翻炒先慢而均匀,然后逐渐加快,每次投药量不可过大。

(3)爆花率应大于80%,小批量炒制应尽量都爆花。

5. 功效及临床应用　王不留行生用能消痈肿,治疗乳痈或其他疮痈肿毒。炒后体泡,易煎出有效成分,且走散力强,长于活血通经、下乳、通淋。多用于产后乳汁不下、经闭、痛经、石淋、小便不利。

(二)莱菔子的炮制

1. 来源　为十字花科植物萝卜的干燥成熟种子。

2. 炮制操作

(1)莱菔子　取原药材,去杂质,洗净,干燥。用时捣碎。

(2)炒莱菔子　取净莱菔子,置已预热好的炒制容器内,文火炒至微膨胀鼓起,有爆裂声,色泽加深,并有香气透出。

3. 炮制前后的性状对比

(1)莱菔子　本品呈类卵圆形或椭圆形,稍扁,表面黄棕色、红棕色或灰棕色,种皮薄而脆,气微,味淡、微苦辛。

(2)炒莱菔子　表面微鼓起,色泽加深,质酥脆,气微香。

4. 炮制过程注意事项(读者自填)

(1)____。

(2)____。

(3)____。

炒黄——王不留行,莱菔子

5. 功效及临床应用　莱菔子生用能升能散,长于涌吐风痰;炒后性降,药性缓和,有香气,可避免服用生品后出现恶心,长于降气化痰、消食除胀。

(三)决明子的炮制

1. 来源　为豆科植物决明或小决明的干燥成熟种子。

2. 炮制操作

(1)决明子　取原药材,除去杂质,洗净,干燥。用时捣碎。

(2)炒决明子　取净决明子,置已预热好的炒制器具中,用中火炒至微有爆裂声,并有固有气味时,取出,晾凉,筛去碎屑。用时捣碎。

3. 炮制前后的性状对比

(1)决明子　略呈菱方形或短圆柱形,两端平行倾斜,表面绿棕色或暗棕色,平滑有光泽,一端较平坦,另一端斜尖,背腹面各有1条突起的棱线,棱线两侧各有1条斜向对称而色较浅的线形凹纹。质坚硬,不易破碎。气微,味微苦。

(2)炒决明子　微鼓起,表面绿褐色或暗棕色,偶见焦斑。微有香气。

4. 炮制过程注意事项(读者自填)

(1)____。

(2)____。

(3)____。

5. 功效及临床应用　决明子长于清肝热、润肠燥。用于目赤肿痛、大便秘结等。炒后质地疏松,便于粉碎和煎出有效成分,能缓和其寒泻之性,有平肝养肾的作用,用于头痛眩晕、目暗不明等。

笔记栏

(四)瓜蒌子的炮制

1. 来源　为葫芦科植物栝楼或双边栝楼的干燥成熟种子。

2. 炮制操作

(1)瓜蒌子　除去杂质和干瘪的种子,洗净,晒干。用时捣碎。

(2)炒瓜蒌子　照炒法,用文火炒至微鼓起,取出,晾凉。

3. 炮制前后的性状对比

(1)瓜蒌子　呈扁平椭圆形,表面浅棕色至棕褐色,平滑,沿边缘有1圈沟纹。顶端较尖,有种脐,基部钝圆或较狭。种皮坚硬;内种皮膜质,灰绿色,小叶2,黄白色,富油性。气微,味淡,有油腻感。

(2)炒瓜蒌子　呈扁平椭圆形,表面微鼓起,浅褐色至棕褐色,略具焦香气,表面平滑。

4. 炮制过程注意事项(读者自填)

(1)______________________________。

(2)______________________________。

(3)______________________________。

5. 功效及临床应用　瓜蒌子生品寒滑,长于润肺化痰、滑肠通便,用于燥咳痰黏、肠燥便秘。炒制品寒滑之性缓和,减轻令人致呕的副作用,且易于煎出有效成分。长于润肺化痰、滑肠通便。

任务二　炒焦技术(麦芽、山楂、栀子、川楝子)

(一)麦芽的炮制

1. 来源　禾本科植物大麦的成熟果实经发芽干燥的炮制加工品。

2. 炮制操作

(1)生麦芽　取新鲜成熟饱满的净大麦,用清水浸泡至六七成透,捞出,置于能排水的容器内,上盖湿物,每日淋水2~3次,保持适宜的温度、湿度,经5~7 d,待幼芽长至5 mm时,晒干或低温干燥。

(2)炒麦芽　取净麦芽,文火炒至表面棕黄色、鼓起,有香气时,晾凉,筛去灰屑。

(3)焦麦芽　取净麦芽,中火炒至爆裂声,表面焦褐色,有焦斑,有焦香气时,取出,晾凉,筛去灰屑。

3. 炮制前后的性状对比

(1)生麦芽　呈梭形,表面淡黄色,基部胚根处生出幼芽和数条须根,幼芽长披针状条形,长约5 mm。质硬,断面白色。

(2)炒麦芽　呈梭形,表面棕黄色,偶有焦斑。有香气,味微苦。

(2)焦麦芽　表面焦褐色,有焦斑。有焦香气,味微苦。

炒焦——麦芽

4. 炮制过程注意事项(读者自填)

(1)______________________________。

(2)______________________________。

(3)______________________________。

5. 功效及临床应用　麦芽味甘,性平。具有行气消食、健脾开胃、回乳消胀的作

笔记栏

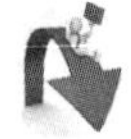

用。其中生麦芽健脾和胃,用于脾虚食少、乳汁积郁。炒麦芽行气消食回乳,用于食积不安、妇女断乳。焦麦芽消食化滞,用于食积不消、脘腹胀痛。

(二)山楂的炮制

1. 来源　为蔷薇科山里红或山楂的干燥成熟果实。

2. 炮制操作

(1)生山楂　取原药材,除去杂质及脱落的果核。

(2)炒山楂　取净山楂,用文火炒至色泽加深时,取出,晾凉。

(3)焦山楂　取净山楂,用中火炒至表面黑褐色、内部呈黄褐色时,喷淋清水,取出,摊晾。

3. 炮制前后的性状对比

(1)生山楂　呈圆片,皱缩不平,外皮呈红色,断面呈黄白色,中间有浅黄色果核,气味清香,味酸微甜。

(2)炒山楂　色泽加深,略带焦斑,酸味减弱。

(3)焦山楂　外表呈焦褐色,内部呈黄褐色,酸味更弱。

4. 炮制过程注意事项(读者自填)

(1)______________________________。

(2)______________________________。

(3)______________________________。

5. 功效及临床应用　生山楂长于消食、活血化瘀。酸味大,刺激性强,多食易损齿伤脾胃。炒后酸味减弱,药性和缓,可缓解对胃的刺激性,善于消食化积。焦山楂不仅酸味减弱,且可增加苦味,增强消食导滞功效。

(三)栀子的炮制

1. 来源　为茜草科植物栀子的干燥成熟果实。

2. 炮制操作

(1)生栀子　取原药材,除去杂质,碾碎或捣碎。

(2)炒栀子　取碎栀子,用文火炒至色泽加深,透出香气时,取出,晾凉。

(3)焦栀子　取碎栀子,用中火炒至焦黄色时,取出,晾凉。

3. 炮制前后的性状对比

(1)生栀子　呈长卵形或椭圆形。果皮呈红黄色或棕红色,具翅状纵棱,略有光泽。种子呈扁圆形,深红色或红黄色。味微酸而苦。碾捣后呈片块状与颗粒状。

(2)炒栀子　颜色加深,略带焦斑,微有香气。

(3)焦栀子　呈焦黄色,具焦香气,味微苦。

4. 炮制过程注意事项(读者自填)

(1)______________________________。

(2)______________________________。

(3)______________________________。

炒焦——栀子

5. 功效及临床应用　栀子生品长于泻心、清热、利湿、凉血解毒,但苦寒之性甚强,对胃有刺激,脾胃虚弱者生用易吐。炒后可缓和苦寒之性,消除刺激性,免伤脾胃。炒焦后功能相近,均可清热除烦,苦寒之性较炒栀子更弱,一般临床上热甚者用炒栀子,脾胃虚弱者用焦栀子。

(四)川楝子的炮制

1. 来源　本品为楝科植物川楝的干燥成熟果实。

2. 炮制操作

(1)川楝子　取原药材,除去杂质,用时捣碎。

(2)焦川楝子　取净川楝子,切厚片或碾碎,置已预热好的炒制器具中,用中火加热炒至表面焦黄色时,取出,晾凉。筛去碎屑。

3. 炮制前后的性状对比

(1)川楝子　呈类球形,表面金黄色至棕黄色,微有光泽,少数凹陷或皱缩,具深棕色小点。果核质坚硬,内有6~8室,每室含黑棕色长圆形的种子1粒。气特异,味酸、苦。

(2)炒川楝子　呈半球状、厚片或不规则的碎块,表面焦黄色,偶见焦斑。气焦香,味酸、苦。

4. 炮制过程注意事项(读者自填)

(1)____________________________________。

(2)____________________________________。

(3)____________________________________。

5. 功效及临床应用　生品有小毒,具有疏肝泄热、行气止痛、杀虫的作用。多用于虫积腹痛、头癣。炒川楝子能缓和其苦寒之性,降低毒性,并减轻滑肠的副作用,长于疏肝理气止痛。用于胸胁、脘腹胀痛。

炮制实训练习(一)

请在20 min内,按照《中华人民共和国药典》(2015年版)规定的方法,将100 g王不留行炮制成炒留行子;将100 g麦芽炮制成炒麦芽。

炮制实训练习(二)

请在20 min内,按照《中华人民共和国药典》(2015年版)规定的方法,将100 g栀子炮制成焦栀子;将100 g莱菔子炮制成炒莱菔子。

项目三　固体辅料炒制技术

任务一　麸炒技术(薏苡仁、山药、白术、枳壳)

(一)薏苡仁的炮制

1. 来源　本品为禾本科植物薏苡的干燥成熟种仁。

2. 炮制操作

(1)薏苡仁　取原药材,除去杂质,筛去灰屑。

(2)麸炒薏苡仁　先将炒制容器预热至一定程度,均匀撒入定量的麸皮,中火加热,即刻烟起,投入净薏苡仁,迅速拌炒至微黄色、微鼓起时取出,筛去麸皮,晾凉。每100 kg净薏苡仁,用麸皮10~15 kg。

笔记栏

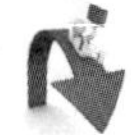

3. 炮制前后的性状对比

(1)薏苡仁　呈宽卵形或长椭圆形,表面乳白色,光滑,偶有残存的黄褐色种皮。一端钝圆,另一端较宽而微凹,背面圆凸,腹面有1条较宽而深的纵沟,质坚实,断面白色,粉性。气微,味微甜。

(2)麸炒薏苡仁　微鼓起,表面微黄色,有香气,质坚实。

4. 炮制过程注意事项(读者自填)

(1)____。

(2)____。

(3)____。

5. 功效及临床应用　薏苡仁味甘、淡,性凉。归脾、胃、肺经。具有利水渗湿、健脾止泻、除痹、排脓、解毒散结的作用。用于水肿、脚气、小便不利、脾虚泄泻、湿痹拘挛、肺痈、肠痈、赘疣、癌肿。麸炒后,长于健脾止泻,常用于脾虚泄泻。

(二)山药的炮制

1. 来源　本品为薯蓣科植物薯蓣的干燥根茎。

2. 炮制操作

(1)山药　取原药材,除去杂质,大小分档,泡润至透,切厚片,干燥。筛去碎屑。

(2)麸炒山药　先将炒制器具预热至一定程度,均匀撒入定量的麸皮,中火加热,即刻烟起,随即投入净山药片,迅速拌炒至黄色时取出,筛去麸皮,晾凉。每100 kg山药片,用麸皮10~15 kg。

3. 炮制前后的性状对比

(1)山药　呈类圆形的厚片,表面类白色或淡黄白色,质脆,易折断,断面类白色,富粉性。

(2)麸炒山药　表面黄白色或微黄色,偶见焦斑,略有焦香气。

4. 炮制过程注意事项(读者自填)

(1)____。

(2)____。

(3)____。

5. 功效及临床应用　山药味甘性平,具有补脾养胃、生津益肺、补肾涩精的作用。用于脾虚食少、久泻不止、肺虚喘咳、肾虚遗精、带下、尿频、虚热消渴。麸炒后性微温,长于补脾健胃、固精止带。用于脾虚食少、泄泻便溏、白带过多。

(三)白术的炮制

1. 来源　为菊科植物白术的干燥根茎。

2. 炮制操作

(1)白术　取原药材,除去杂质,洗净,润透,切厚片,干燥,筛去碎屑。

(2)麸炒白术　先将炒制器具预热至一定程度,均匀撒入定量的麸皮,中火加热,即刻烟起,随即投入净白术片,迅速拌炒至黄棕色、逸出焦香气时取出,筛去麸皮,晾凉。每100 kg白术片,用麸皮10 kg。

3. 炮制前后的性状对比

(1)白术　为不规则的厚片,外表皮灰黄色或灰棕色,切面黄白色至淡棕色,散生

笔记栏

棕黄色的点状油室,木部具放射状纹理,味甘微辛,嚼之略带黏性。

(2)麸炒白术　形如白术片,表面黄棕色,偶见焦斑,略带焦香气。

4. 炮制过程注意事项(读者自填)

(1)____。

(2)____。

(3)____。

5. 功效及临床应用　白术味苦性微温。具有健脾益气、燥湿利水、止汗、安胎的作用。生品以健脾燥湿、利水消肿力胜。麸炒后以健脾益气力盛,增强健脾作用,并能缓和燥性。用于脾胃不和、运化失常所致的食少胀满、倦怠乏力、表虚自汗、胎动不安。

(四)枳壳的炮制

1. 来源　芸香科植物酸橙及其栽培变种的干燥未成熟果实。

2. 炮制操作

(1)枳壳　除去杂质,洗净,润透,切薄片,干燥后筛去碎落的瓤核。

(2)麸炒枳壳　先将炒制器具预热至一定程度,均匀撒入定量的麸皮,中火加热,即刻烟起,随即投入净枳壳片,迅速拌炒至颜色变深时取出,筛去麸皮,晾凉。每100 kg 净枳壳,用麸皮 10 kg。

3. 炮制前后的性状对比

(1)枳壳　呈不规则弧状条形薄片。切面外果皮棕褐色至褐色,中果皮黄白色至黄棕色,条片内侧有的有少量紫褐色瓤囊。

(2)麸炒枳壳　形如枳壳片,色较深,偶有焦斑。

4. 炮制过程注意事项(读者自填)

(1)____。

(2)____。

(3)____。

麸炒——枳壳

5. 功效及临床应用　枳壳苦、辛、酸,微寒。归脾、胃经。具有理气宽中、行滞消胀的作用。其中生品辛燥之性较强,长于行气宽中。用于胸胁气滞、胀满疼痛。麸炒枳壳的刺激性降低,燥性和酸性得到缓和,增强了健胃消胀的功能。长于理气消食,用于食积不化、痰饮内停、脏器下垂等。且麸炒枳壳燥性缓和,宜用于年老体弱而气滞者。

任务二　砂烫技术(鳖甲、骨碎补、鸡内金、干姜)

(一)鳖甲的炮制

1. 来源　本品为鳖科动物鳖的背甲。

2. 炮制操作

(1)鳖甲　取原药材,置蒸制容器中,沸水蒸 45 min,取出,放入热水中,立即用水硬刷去皮肉,洗净,晒干。

(2)醋鳖甲　将砂置炒制器具内,用武火加热,炒至滑利、灵活状态,投入大小一致的净鳖甲,翻埋烫炒至质酥、表面呈淡黄色时取出,筛去砂,趁热投入醋液中稍浸,捞出,干燥。用时捣碎。每 100 kg 净鳖甲,用醋 20 kg。

笔记栏

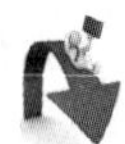

3. 炮制前后的性状对比

(1)鳖甲　为不规则的碎片，外表皮黑褐色或墨绿色，略有光泽，内表面类白色，质坚硬，气微腥，味淡。

(2)醋鳖甲　表面棕黄色或深黄色，质酥脆，易折断，略有醋气。

4. 炮制过程注意事项(读者自填)

(1)____。

(2)____。

(3)____。

5. 功效及临床应用　鳖甲味咸性微寒，具有滋阴潜阳、软坚散结、退热除蒸的作用。生品养阴清热、潜阳熄风之力较强。多用于热病伤阴或内伤虚热及虚风内动等。鳖甲砂烫醋淬后质变酥脆，易于粉碎及煎出有效成分，并能矫正不良气味。醋制还能增强药物入肝消积、软坚散结的作用。常用于经闭。

(二)骨碎补的炮制

1. 来源　本品为水龙骨科植物槲蕨的干燥根茎。

2. 炮制操作

(1)骨碎补　取原药材，除去杂质，洗净，润透，切厚片，干燥，筛去碎屑。

(2)烫骨碎补　将砂置炒制器具内，用武火加热，炒至滑利、灵活状态，投入净骨碎补片，翻埋烫炒至鼓起，筛去砂，晾凉，撞去毛。

3. 炮制前后的性状对比

(1)骨碎补　为不规则厚片，表面深棕色至棕褐色，常残留细小棕色的鳞片，有的可见圆形的叶痕。切面红棕色，黄色的维管束点状排列成环。气微，味淡、微涩。

(2)烫骨碎补　形如骨碎补片，体膨大鼓起，质轻、酥松。

4. 炮制过程注意事项(读者自填)

(1)____。

(2)____。

(3)____。

5. 功效及临床应用　骨碎补味苦性温，具有补肾强骨、续伤止痛的作用。砂炒后质地松脆，易于除去鳞叶，以补肾强骨、续伤止痛见长。用于肾虚腰痛、筋骨痿软、耳鸣耳聋、牙齿松动、跌扑闪挫、筋骨折伤；外治斑秃、白癜风。

(三)鸡内金的炮制

1. 来源　本品为雉科动物家鸡的干燥沙囊内壁。

2. 炮制操作

(1)鸡内金　取原药材，除去杂质，洗净，干燥。

(2)炒鸡内金　将砂置炒制器具内，用中火加热，炒至滑利、灵活状态，投入大小一致的净鸡内金，翻埋烫炒至发泡鼓起，取出，筛去砂，晾凉。

3. 炮制前后的性状对比

(1)鸡内金　为不规则的卷片，表面黄色、黄绿色或黄褐色，薄而半透明，具明显的条状皱纹。质脆，易碎，断面角质样，有光泽。气微腥，味微苦。

(2)炒鸡内金　暗黄褐色至焦黄色，鼓起，质松脆，用放大镜观察，显颗粒状或微

笔记栏

细泡状。轻折即断,断面有光泽。

4. 炮制过程注意事项(读者自填)

(1)____。

(2)____。

(3)____。

5. 功效及临床应用　生品长于攻积、化石通淋。炒后质地酥脆,并矫正不良气味,利于服用,增强健脾消积的作用。

砂烫——鸡内金

(四)干姜的炮制

1. 来源　姜科植物姜的干燥根茎。

2. 炮制操作

(1)干姜　取原药材,除去杂质,略泡,洗净,润透,切厚片或块,干燥。

(2)炮姜　先将供炮制用的普通砂置炒制容器内,用武火加热至灵活状态时,再加入净干姜片或块,不断翻动,烫至鼓起,表面棕褐色时,取出,筛去砂,晾凉。

3. 炮制前后的性状对比

(1)干姜　呈不规则的纵切片或斜切片,具指状分枝,外皮灰黄色或浅黄棕色,粗糙,具纵皱纹及明显的环节。切面灰黄色或灰白色,断面纤维性。质坚实。气香,特异。味辛辣。

(2)炮姜　形如干姜,表面棕黑色或棕褐色。质轻泡,断面边缘处显棕黑色,中心棕黄色。气香,特异。味微辛、辣。

4. 炮制过程注意事项(读者自填)

(1)____。

(2)____。

(3)____。

5. 功效及临床应用　干姜辛,热,归脾、胃、肾、心经。具有温中散寒、回阳通脉、温肺化饮的作用,常用于脘腹冷痛、呕吐泄泻、肢冷脉微、寒饮喘咳。炮姜辛、热,归脾、胃、肾经。长于温经止血、温中止痛。用于阳虚失血、吐衄崩漏、脾胃虚寒、腹痛吐泻。

炮制实训练习(三)

请在 20 min 内,按照《中华人民共和国药典》(2015 年版)规定的方法,将 100 g 山药炮制成麸炒山药;将 100 g 鳖甲炮制成醋鳖甲。

项目四　液体辅料炒制技术

任务一　酒炙技术(白芍、当归、丹参、牛膝)

(一)白芍的炮制

1. 来源　为毛茛科植物芍药的干燥根。

2. 炮制操作

(1)白芍　取原药材,除去杂质,大小分开。用水浸泡至八成透,捞出,晾凉,切薄

笔记栏

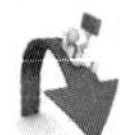

片，干燥。

(2)酒白芍　取净白芍片，用定量的黄酒拌匀，闷润。待酒被吸尽后，置炒制容器内，用文火加热炒干，取出，晾凉。每100 kg净白芍片，用黄酒10 kg。

3. 炮制前后的性状对比

(1)白芍　为近圆形或椭圆形的薄片，表面类白色或微带棕红色，有明显的环纹和放射状纹理，周边类白色或浅淡红棕色，有皱纹。质坚实，不易折断，断面较平坦。气微，味微苦酸。

(2)酒白芍　微黄色，略有酒气。

4. 炮制过程注意事项(读者自填)

(1)____。

(2)____。

(3)____。

5. 功效及临床应用　白芍生品养血敛阴、平抑肝阳。酒白芍酸寒之性降低，长于和中缓急止痛。

(二)当归的炮制

1. 来源　当归为伞形科多年生草本植物当归的根。

2. 炮制操作

(1)当归　取原药材除杂质，洗净稍润，切薄片晒干或低温干燥。

(2)酒当归　取净当归片，用定量的黄酒拌匀，闷润，待酒被吸尽后，置炒制容器内，用文火加热炒至深黄色时，取出，晾凉。每100 kg净当归片，用黄酒10 kg。

3. 炮制前后的性状对比

(1)当归　为类圆形或不规则薄片，片面黄白色或黄棕色，中层有一黄棕色形成层环，并有多数棕色油点。香气浓郁，味甘辛微苦。

(2)酒当归　深黄色，切面有浅棕色环纹，质柔韧，偶见焦斑，味甘微苦，香气浓厚，有酒香气。

酒炙——当归

4. 炮制过程注意事项(读者自填)

(1)____。

(2)____。

(3)____。

5. 功效及临床应用　生品当归质润，长于补血、调经、润肠通便。酒当归长于活血通经。

(三)丹参的炮制

1. 来源　为唇形科多年生草本植物丹参的干燥根和根茎。

2. 炮制操作

(1)丹参　取原药材，除去杂质及残茎，洗净润透，切厚片干燥。

(2)酒丹参　取净丹参片，用定量的黄酒拌匀，闷润。待酒被吸尽后，置炒制容器内，用文火加热炒干，取出，晾凉。每100 kg净丹参片，用黄酒10 kg。

3. 炮制前后的性状对比

(1)丹参　为类圆形厚片，片面皮部棕红色，木部灰黄色或紫褐色，导管束黄白

笔记栏

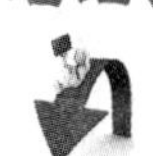

色,呈放射状排列。气微,味微苦涩。

(2)酒丹参　表面黄褐色,略具酒气。

4. 炮制过程注意事项(读者自填)

(1)____。

(2)____。

(3)____。

5. 功效及临床应用　丹参多生用,生丹参性偏寒凉,长于祛瘀止痛、清心除烦。酒丹参可缓和寒凉之性,增强活血祛瘀、调经作用。

(四)牛膝的炮制

1. 来源　苋科植物牛膝的干燥根。

2. 炮制操作

(1)牛膝　取原药材,除去杂质,洗净,润透,除去残留芦头,切段,干燥。

(2)酒牛膝　取净牛膝段,加入定量黄酒拌匀,在密闭的容器中闷润,待酒被吸尽后,置炒制容器中,文火加热,炒干,取出,晾凉,筛去碎屑。每 100 kg 净牛膝段,用黄酒 10 kg。

3. 炮制前后的性状对比

(1)牛膝　呈圆柱形小段,外表皮灰黄色或淡棕色,有细微的纵皱纹及横长皮孔。切面平坦,淡棕色或棕色,略呈角质样而油润。气微,味微甜而稍苦涩。

(2)酒牛膝　形如牛膝段,表面色略深,偶见焦斑。微有酒香气。

4. 炮制过程注意事项(读者自填)

(1)____。

(2)____。

(3)____。

5. 功效及临床应用　牛膝味苦、酸,性平。归肝、肾经。具有逐瘀通经、补肝肾、强筋骨、利尿通淋、引血下行的功效。生品长于活血祛瘀、引血下行。用于闭经、痛经、腰膝酸痛等证。酒牛膝增强了活血祛瘀、通经止痛作用。多用于风湿痹痛、肢体活动不利等证。

任务二　醋炙技术(延胡索、三棱、青皮、香附)

(一)延胡索的炮制

1. 来源　为罂粟科多年生草本植物延胡索的干燥块茎。

2. 炮制操作

(1)延胡索　取原药材,除去杂质,大小分档,洗净,润透。切厚片,干燥。或用时捣碎。

(2)醋延胡索　取净延胡索或延胡索片,用定量的米醋拌匀,闷润。待醋被吸尽后,置炒制容器内,用文火炒干,取出,晾凉。每 100 kg 净延胡索或延胡索片,用米醋 20 kg。

3. 炮制前后的性状对比

(1)延胡索　为圆形厚片或不规则碎颗粒,周边黄色或黄褐色,有不规则网状皱

笔记栏

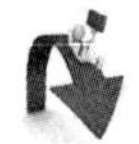

纹，片面黄色，角质样，具蜡样光泽，质硬而脆，气微，味苦。

(2)醋延胡索　深黄色或黄褐色，光泽不明显，味苦略有醋气。

4. 炮制过程注意事项(读者自填)

(1)______________________________。

(2)______________________________。

(3)______________________________。

5. 功效及临床应用　延胡索具有活血、利气、止痛的功能。醋延胡索行气止痛作用增强，广泛用于身体各部位的多种疼痛证候。

(二)三棱的炮制

1. 来源　黑三棱科植物黑三棱的干燥块茎。

2. 炮制操作

(1)三棱　取原药材，除去杂质，浸泡，润透，切薄片，干燥。

(2)醋三棱　取净三棱片，加入定量醋拌匀，闷润至醋被吸尽，置炒制器具内，文火加热，炒干，取出，晾凉。筛去碎屑。每 100 kg 净三棱片，用米醋 15 kg。

3. 炮制前后的性状对比

(1)三棱　呈圆锥形，略扁。表面黄白色或灰黄色，有刀削痕。体重，质坚实。气微，味淡，嚼之微有麻辣感。三棱片呈类圆形薄片。

(2)醋三棱　形如三棱片，切面黄白色至黄棕色，偶见焦黄色，微有醋香气。

4. 炮制过程注意事项(读者自填)

(1)______________________________。

(2)______________________________。

(3)______________________________。

5. 功效及临床应用　三棱味辛、苦，性平。归肝、脾经。具有破血行气、消积止痛的作用。生品为血中气药，长于破血行气、消积。三棱醋炙后主入血分，增强破瘀散结、止痛的作用。

(三)青皮的炮制

1. 来源　为芸香科常绿小乔木植物橘的幼果或未成熟果实的果皮。

2. 炮制操作

(1)青皮　取原药材除去杂质，洗净闷润，切丝或厚片，晒干。

(2)醋青皮　取净青皮丝或片，用定量米醋拌匀，闷润。待醋被吸尽后，置炒制容器内，用文火加热炒至微黄色时，取出，晾凉。每 100 kg 青皮，用米醋 15 kg。

3. 炮制前后的性状对比

(1)青皮　为类圆形厚片或不规则丝状，外表灰绿色或黑绿色，内表面类白色或黄白色。切面黄白色或淡黄棕色，外缘有油室 1 ~ 2 列。质硬，气清香，味酸苦辛。

(2)醋青皮　色泽加深，略有醋气。

4. 炮制过程注意事项(读者自填)

(1)______________________________。

(2)______________________________。

(3)______________________________。

笔记栏

5. 功效及临床应用　生青皮性烈,辛散破气力强,长于破气消积。醋青皮可缓和辛烈之性,消除发汗作用,以免克伐正气,并引药入肝,增强疏肝止痛、消积化滞作用。

(四)香附的炮制

1. 来源　为莎草科多年生草本植物莎草的干燥根茎。

2. 炮制操作

(1)香附　取原药材,除去毛须及杂质碾碎,或润透切薄片干燥。

(2)醋香附　取净香附颗粒或片,用定量的米醋拌匀,闷润。待醋被吸尽后,置炒制容器内,用文火炒干,取出,晾凉。每 100 kg 净香附,用米醋 20 kg。

3. 炮制前后的性状对比

(1)香附　为不规则颗粒或薄片,表皮棕褐色或黑褐色,经蒸煮片面黄棕色或红棕色,角质样。生晒片片面白色而显粉性,内皮层环纹明显,质硬、气香、味微苦。

(2)醋香附　表面棕褐色或红棕色,微焦斑,略有醋气。

4. 炮制过程注意事项(读者自填)

(1)______________________________。

(2)______________________________。

(3)______________________________。

醋炙——香附

5. 功效及临床应用　生香附长于理气解郁。醋香附专入肝经,增强疏肝止痛作用,并能消积化滞。

任务三　盐炙技术(泽泻、小茴香、黄柏、补骨脂)

(一)泽泻的炮制

1. 来源　本品为泽泻科植物泽泻的干燥块茎。

2. 炮制操作

(1)泽泻　取原药材,除去杂质,大小分档,洗净,润透,切厚片,干燥。筛去碎屑。

(2)盐泽泻　取净泽泻片,用盐水拌匀,闷润至盐水被吸尽,置炒制器具内,文火炒至微黄色,取出,晾凉。筛去碎屑。每 100 kg 净泽泻片,用食盐 2 kg。

3. 炮制前后的性状对比

(1)泽泻　呈圆形或椭圆形厚片。外表皮黄白色或淡黄气的棕色,可见细小突起的须根痕。切面黄白色,粉性,有多数细孔。气微,味微苦。

(2)盐泽泻　形如泽泻片,表面淡黄棕色或黄褐色,偶见焦斑。味微咸。

4. 炮制过程注意事项(读者自填)

(1)______________________________。

(2)______________________________。

(3)______________________________。

5. 功效及临床应用　生品泽泻以利水渗湿为主,用于小便不利、水肿、淋浊、湿热黄疸、湿热带下等。盐炙后引药下行,并能增强滋阴、泄热、利尿作用,利尿而不伤阴。用于小便淋漓、腰部重痛等。

(二)小茴香的炮制

1. 来源　伞形科植物茴香的干燥成熟果实。

笔记栏

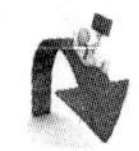

2. 炮制操作

(1)小茴香　取原药材,除去杂质及残梗,筛去灰屑。

(2)盐小茴香　取净小茴香,用盐水拌匀,略闷,待盐水被吸尽后,置炒制器具内,用文火炒至微黄色,有香气逸出时,取出,晾凉。每 100 kg 小茴香,用食盐 2 kg。

3. 炮制前后的性状对比

(1)小茴香　双悬果,呈圆柱状,有的稍弯曲。表面黄绿色或淡黄色。分果呈长椭圆形,背面有 5 条纵棱。有特异香气,味微甜,辛。

(2)盐小茴香　形如小茴香,微鼓起,色泽加深,偶有焦斑。味微咸。

4. 炮制过程注意事项(读者自填)

(1)____。

(2)____。

(3)____。

5. 功效及临床应用　小茴香味辛、温。归肝、肾、脾、胃经。具有散寒止痛、理气和胃的作用。用于寒疝腹痛、睾丸偏坠、痛经、少腹冷痛等。盐小茴香辛燥,作用缓和,专行下焦,长于暖肾散寒止痛。

(三)黄柏的炮制

1. 来源　为芸香科植物黄皮树的干燥树皮。

2. 炮制操作

(1)黄柏　取原药材,除去杂质,刮去残留的粗皮,洗净,润透,切丝,干燥,筛去碎屑。

(2)盐黄柏　取净黄柏丝,用盐水拌匀,闷润至盐水被吸尽后,置炒制器具内,文火炒干,取出,晾凉。筛去碎屑。每 100 kg 净黄柏丝,用食盐 2 kg。

3. 炮制前后的性状对比

(1)黄柏　呈丝条状。外表面黄褐色或黄棕色。内表面暗黄色或淡棕色,具纵棱纹。切面纤维性,呈裂片状分层,深黄色。味极苦。

(2)盐黄柏　形如黄柏丝,表面深黄色,偶有焦斑。味极苦,微咸。

4. 炮制过程注意事项(读者自填)

(1)____。

(2)____。

(3)____。

盐炙——黄柏

5. 功效及临床应用　黄柏具有清热燥湿、泻火除蒸、解毒疗疮的作用。生品性寒枯燥而沉,长于清热、燥湿、解毒。多用于热毒疮疡、湿疹、湿热泻痢、黄疸、疮疡肿毒等。盐黄柏可引药入肾,缓和苦燥之性,增强滋肾阴、泻相火、退虚热的作用。用于阴虚发热、骨蒸劳热、盗汗、足膝痿软等。

(四)补骨脂的炮制

1. 来源　为豆科植物补骨脂的干燥成熟果实。

2. 炮制操作

(1)补骨脂　取原药材,除去杂质。

(2)盐补骨脂　取净补骨脂,用盐水拌匀,闷润至盐水被吸尽,置炒制器具内,文

笔记栏

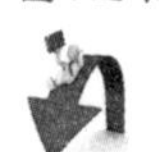

火炒至微鼓起、崩裂并有香气逸出时，取出，晾凉。筛去碎屑。每 100 kg 净补骨脂，用食盐 2 kg。

3. 炮制前后的性状对比

(1) 补骨脂　呈肾形，略扁，表面黑色、黑褐色或灰褐色，具细微网状皱纹。顶端圆钝，有一小突起，凹侧有果梗痕，质硬，果皮薄，种子黄白色有油性，气香，味辛、微苦。

(2) 盐补骨脂　表面黑色或黑褐色，微鼓起，气微香，味微咸。

4. 炮制过程注意事项（读者自填）

(1) ____。

(2) ____。

(3) ____。

盐炙——补骨脂

5. 功效及临床应用　补骨脂具有温肾助阳、纳肾、止泻的作用。生品辛热而燥，温肾助阳力强、止泻痢。多用于脾肾阳虚、五更泄泻，外用治白癜风、银屑病。盐补骨脂能缓和辛窜温燥之性，避免伤阴，并专入肾经，增强补肾纳气作用。多用于阳痿、肾虚腰痛、滑精、遗尿等。

任务四　蜜炙技术（黄芪、枇杷叶、百合、桑白皮）

(一) 黄芪的炮制

1. 来源　黄芪为豆科植物蒙古黄芪或膜荚黄芪的干燥根。

2. 炮制操作

(1) 黄芪　取原药材，除去杂质，粗细分档，洗净，润透，切厚片，干燥，筛去碎屑。

(2) 炙黄芪　取净黄芪片，净定量炼蜜加适量开水稀释，淋入黄芪中拌匀，闷润至蜜汁被吸尽，置炒制器具内，文火加热，炒至深黄色，不粘手时，取出，晾凉。筛去碎屑。每 100 kg 净黄芪片，用炼蜜 25 kg。

3. 炮制前后的性状对比

(1) 黄芪　呈类圆形或椭圆形的厚片，外表皮黄白色至淡棕褐色，可见纵皱纹或纵沟。切面皮部黄白色，木部淡黄色，有放射状纹理及裂隙，有的中心偶有枯朽状，黑褐色或呈空洞。气微，味微甜，嚼之有豆腥味。

(2) 炙黄芪　外表皮淡棕黄色或淡棕褐色，略有光泽，可见纵皱纹或纵沟。切面皮部黄白色，木部淡黄色，有放射状纹理和裂隙，有的中心偶有枯朽状，黑褐色或呈空洞。具蜜香气，味甜，略带黏性，嚼之微有豆腥味。

4. 炮制过程注意事项（读者自填）

(1) ____。

(2) ____。

(3) ____。

5. 功效及临床应用　黄芪味甘，性温。归肺、脾经。具有补气固表、利尿托毒、排脓、敛疮生肌的作用。生品长于益卫固表、托毒生肌、利尿退肿。用于表虚自汗、气虚水肿、痈疽难溃等。炙黄芪则长于补中益气，用于气虚乏力、食少便溏。

(二) 枇杷叶的炮制

1. 来源　本品为蔷薇科植物枇杷的干燥叶。

笔记栏

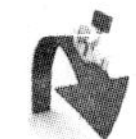

2. 炮制操作

(1)枇杷叶　取原药材，除去茸毛，用水喷润，切丝，干燥。

(2)蜜枇杷叶　取净枇杷叶丝，将定量炼蜜加适量开水稀释，淋入枇杷叶丝内拌匀，闷润至蜜汁被吸尽，置炒制器具内，文火炒至不粘手为度，取出，晾凉。筛去碎屑。每 100 kg 净枇杷叶丝，用炼蜜 20 kg。

3. 炮制前后的性状对比

(1)枇杷叶　呈长丝条状表面灰绿色、黄棕色或红棕色，较光滑；下表面可见茸毛，主脉可见突起，革质而脆，易折断。气微，味微苦。

(2)蜜枇杷叶　表面黄棕色或红棕色，微显光泽，略带黏性。具蜜香气，味微甜。

4. 炮制过程注意事项(读者自填)

(1)____。

(2)____。

(3)____。

5. 功效及临床应用　枇杷叶味苦，性微寒。生品长于清肺止咳、降逆止呕。多用于肺热咳嗽、气逆喘急、胃热呕逆等。蜜枇杷叶能增强润肺止咳的作用，多用于肺燥咳嗽。

(三)百合的炮制

1. 来源　百合为百合科植物卷丹、百合或细叶百合的干燥肉质鳞叶。

2. 炮制操作

(1)百合　取原药材，除去杂质，筛净灰屑。

(2)蜜百合　取净百合，置炒制器具内，文火加热，炒至颜色加深时，加入适量开水稀释过的炼蜜，迅速翻炒均匀，并继续用文火炒至微黄色、不粘手时，取出，晾凉。筛去碎屑。每 100 kg 净百合，用炼蜜 5 kg。

3. 炮制前后的性状对比

(1)百合　呈长椭圆形，表面类白色、淡棕黄色或微带紫色，有数条纵直平行的白色维管束。顶端稍尖，基部较宽，边缘薄，微波状，略向内弯曲。质硬而脆，断面较平坦，角质样。气微，味微苦。

(2)蜜百合　表面黄色，有焦斑，稍带黏性，味甜。

4. 炮制过程注意事项(读者自填)

(1)____。

(2)____。

(3)____。

蜜炙——百合

5. 功效及临床应用　百合味甘，性寒。归心、肺经。具有养阴润肺、清心安神的作用。生品以清心安神力胜。用于热病后余热未清、虚烦惊悸、失眠多梦、精神恍惚等。蜜百合增强其润肺止咳作用。多用于肺虚久咳、肺痨咯血、肺阴亏损、虚火上炎等。

(四)桑白皮

1. 来源　桑科植物桑的干燥根皮。

2. 炮制操作

(1)桑白皮　取原药材刷去灰屑，洗净，润透后切丝，干燥。

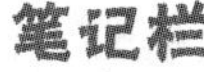

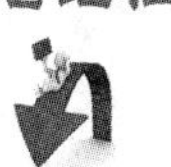

（2）蜜桑白皮　取净桑白皮丝，将炼蜜加适量开水稀释后，加入桑白皮丝中拌匀，闷润至蜜汁被吸尽，置炒制容器内，文火炒至不粘手，取出，晾凉。筛去碎屑。每 100 kg 净桑白皮丝，用炼蜜 25 kg。

3. 炮制前后的性状对比

（1）桑白皮　呈扭曲的卷筒状、槽状或板片状，外表面白色或淡黄白色，有的残留橙黄色或棕黄色鳞片状粗皮。内表面黄白色或灰黄色。体轻，质韧纤维性强，难折断，易纵向撕裂，撕裂时粉尘飞扬。

（2）蜜桑白皮　微显光泽，略带黏性。具蜜香气，味微甜。

4. 炮制过程注意事项（读者自填）

（1）____。

（2）____。

（3）____。

5. 功效及临床应用　桑白皮味甘性寒。归肺经。具有泻肺平喘、利水消肿的作用。用于肺热咳喘、水肿胀满尿少、面目肌肤水肿。蜜桑白皮则能增强润肺止咳作用。

炮制实训练习（四）

请在 20 min 内，按照《中华人民共和国药典》（2015 年版）规定的方法，将 100 g 枇杷叶炮制成蜜枇杷叶；将 100 g 黄柏炮制成盐黄柏。

炮制实训练习（五）

请在 20 min 内，按照《中华人民共和国药典》（2015 年版）规定的方法，将 100 g 黄芪炮制成炙黄芪；将 100 g 百合炮制成蜜百合。

（宋瑞丽，王亚旭）

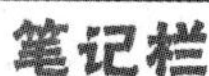

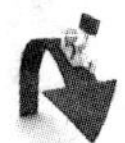

参考文献

[1]蔡翠芳.中药炮制技术[M].2版.北京:中国医药科技出版社,2013.

[2]陈秀瑷,吕桂凤.中药炮制技术[M].3版.北京:中国医药科技出版社,2017.

[3]国家药典委员会.中华人民共和国药典(2015年版)[M].北京:中国医药科技出版社,2015.

[4]李炳生,张昌文.中药鉴定技术[M].2版.北京:人民卫生出版社,2018.

[5]裴慧荣,黄欣碧.中药调剂技术[M].北京:中国医药科技出版社,2013.

[6]王玮瑛,白冰,刘颖.中药调剂员应试指南[M].北京:军事医学科学出版社,2014.

[7]卫莹芳.中药鉴定学[M].上海:上海科学科技出版社,2010.

[8]阎萍.中药调剂技术[M].北京:化学工业出版社,2010.

[9]张炳盛,黄敏琪.中药药剂学[M].北京:中国医药科技出版社,2013.

[10]张贵君.中药鉴定学[M].北京:科学出版社,2002.

[11]张习中,张晓霞.中药鉴定技术[M].2版.南京:江苏凤凰科学技术出版社,2018.

[12]翟华强,黄晖,郑虎占.实用中药临床调剂技术[M].北京:人民卫生出版社,2011.